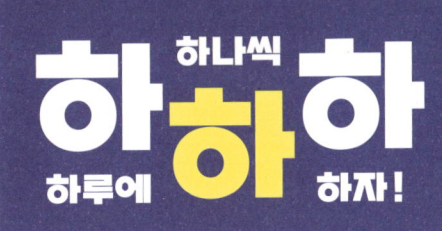

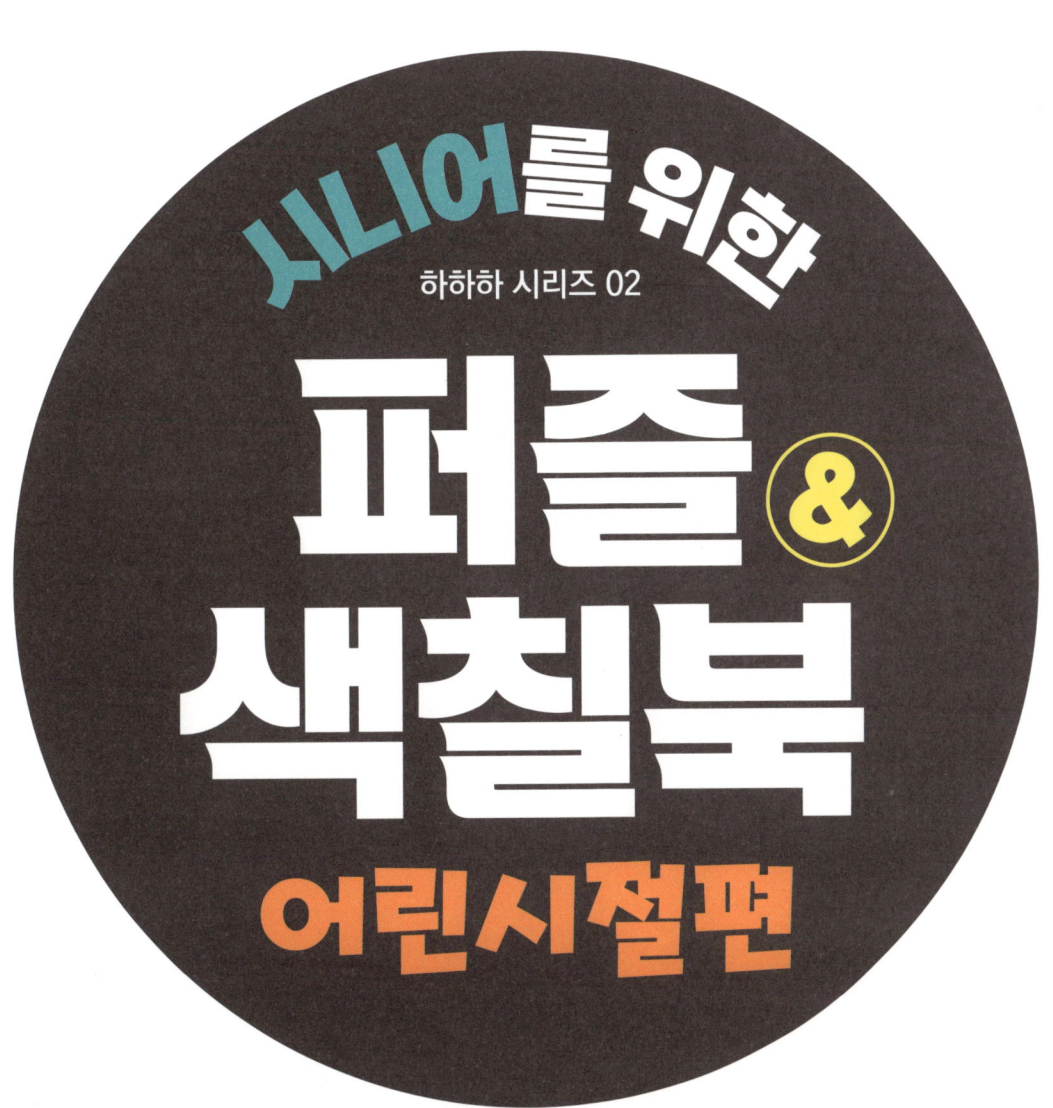

사용설명서

1 그림 색칠하기

먼저 어떤 그림인지 확인해보세요.
그리고 옛날 추억도 회상해보며,
그림과 똑같이 색칠해도 좋고 자유롭게 색칠하여
나만의 그림을 완성해보아요.

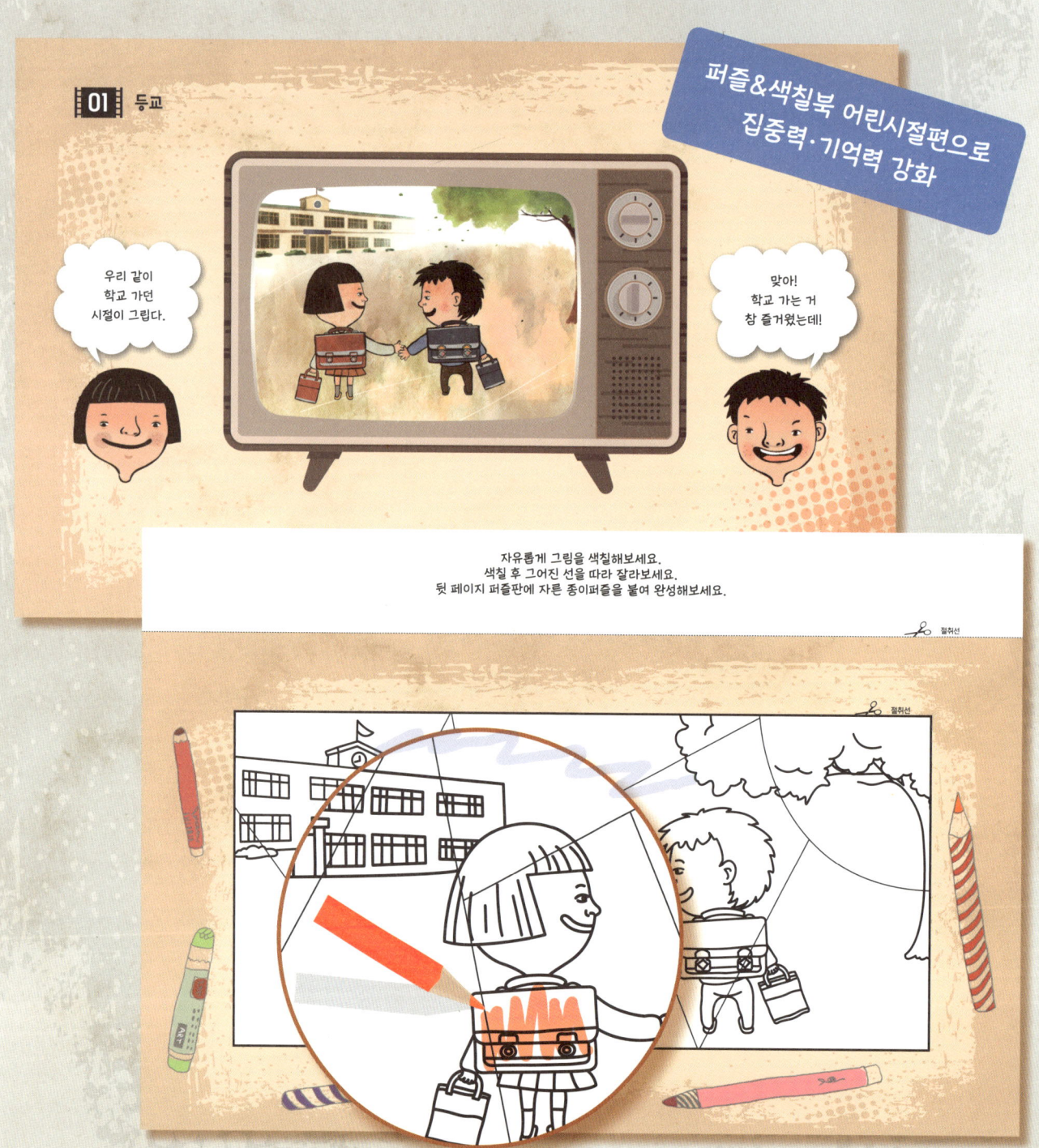

2 퍼즐 완성하기

색칠한 그림을 그어진 선을 따라 잘라주세요.
선을 따라 자른 그림을 퍼즐판에 알맞은 모양에 맞게 붙여
나만의 그림액자를 완성해보고
절취선을 따라 잘라 나만의 작품을 보관해보아요.

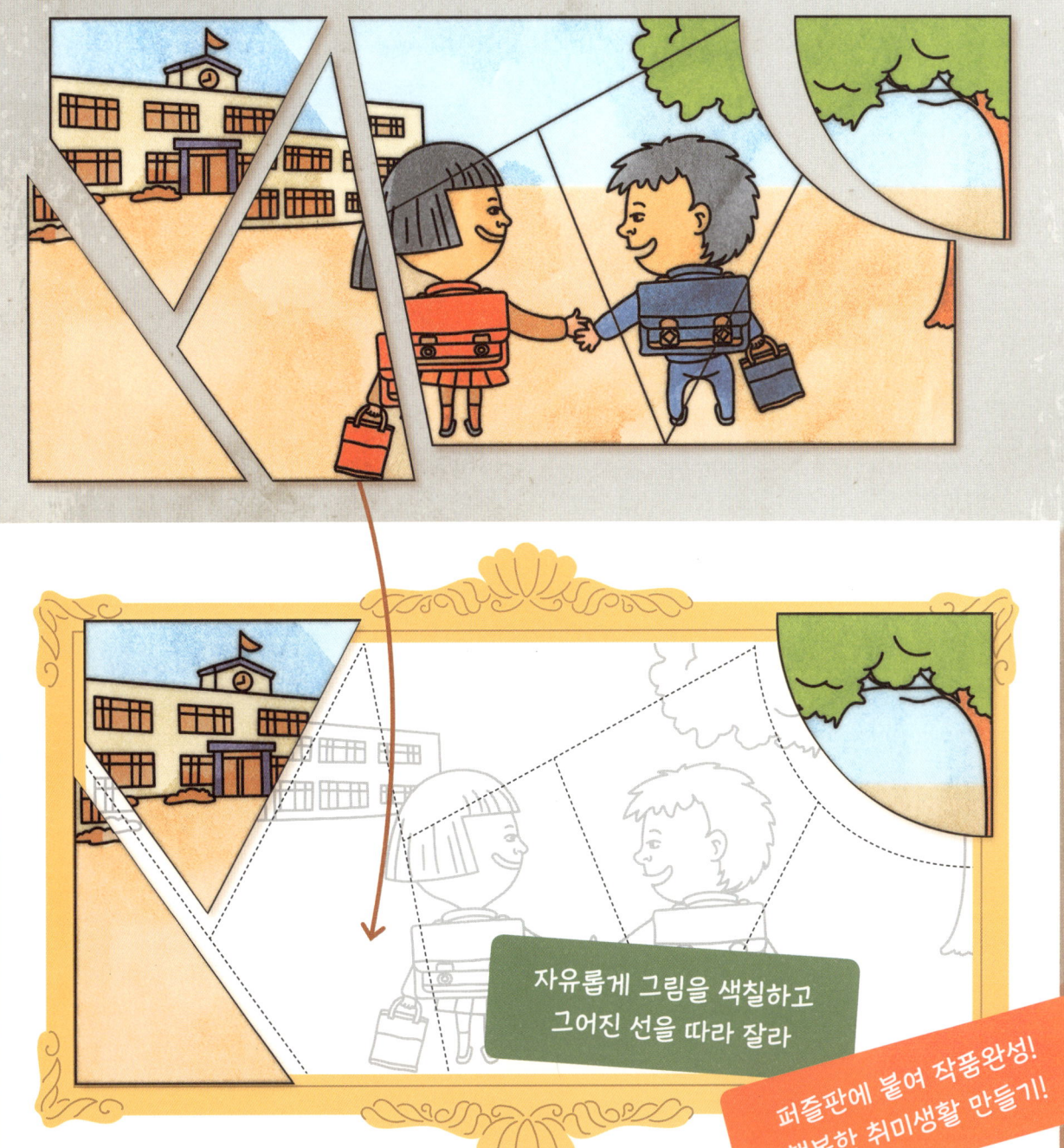

자유롭게 그림을 색칠하고
그어진 선을 따라 잘라

퍼즐판에 붙여 작품완성!
행복한 취미생활 만들기!

목차

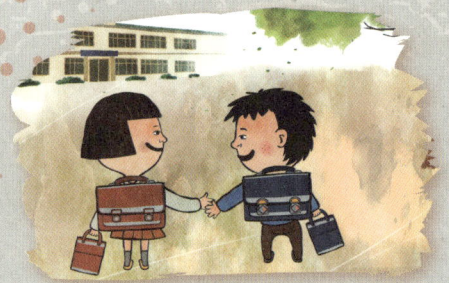
01 등교

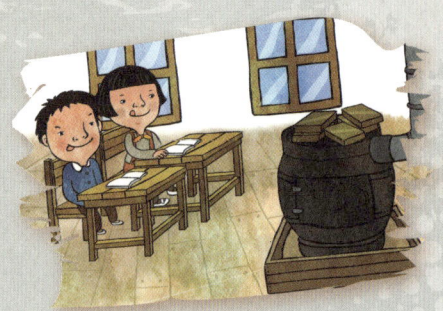
02 도시락

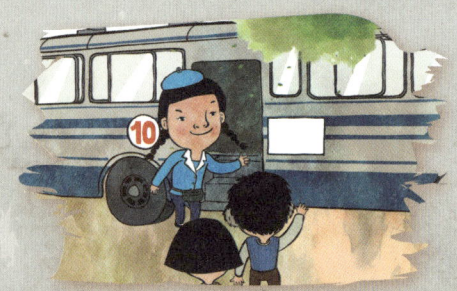
03 버스 안내양

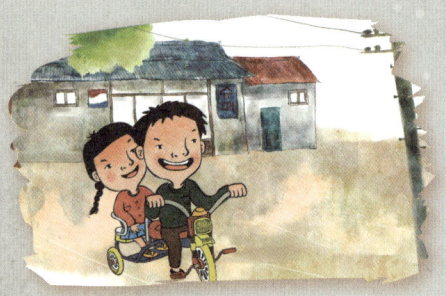
04 자전거

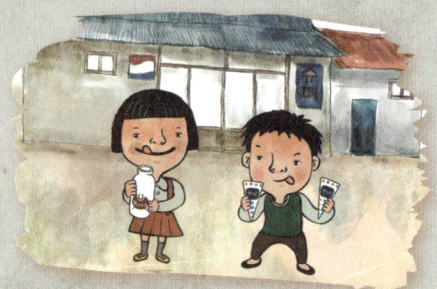
05 슈퍼(우유와 아이스크림)

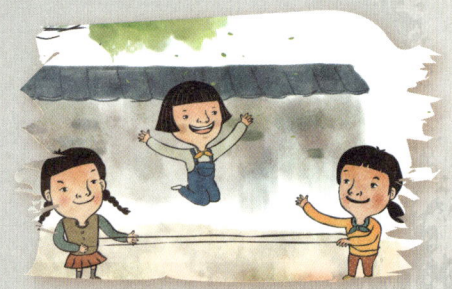
06 고무줄놀이

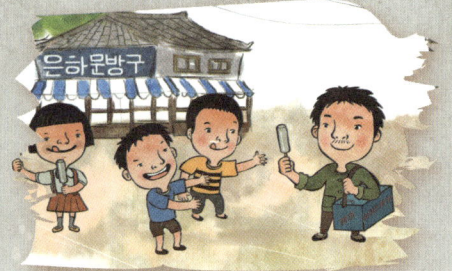
07 아이스께끼

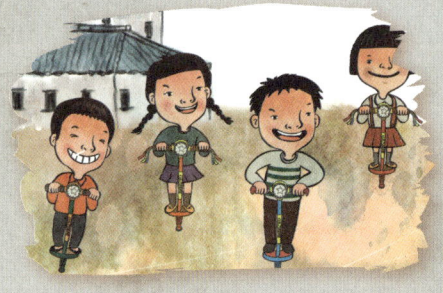
08 스카이콩콩

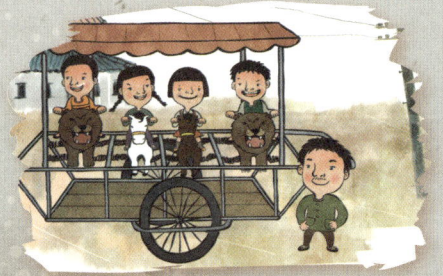
09 리어카 목마

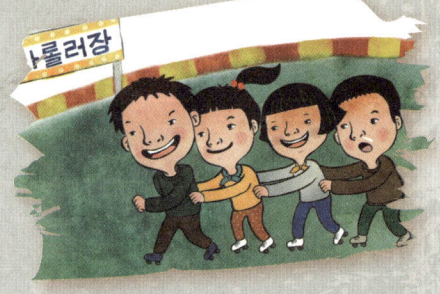
10 롤러스케이트

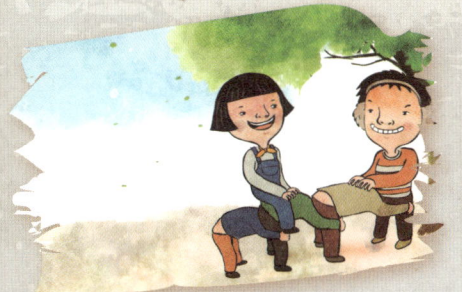
11 말뚝박기

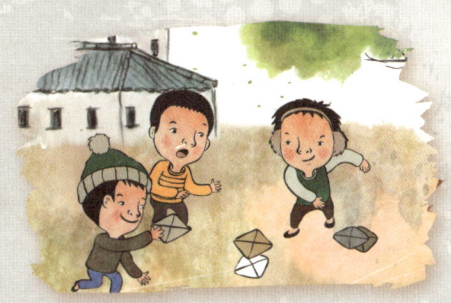
12 딱지치기

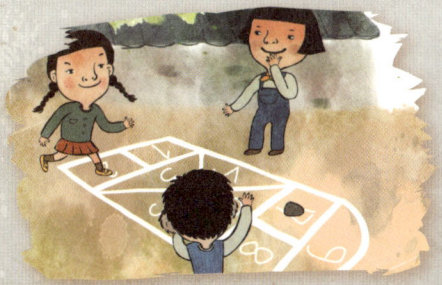
13 사방치기

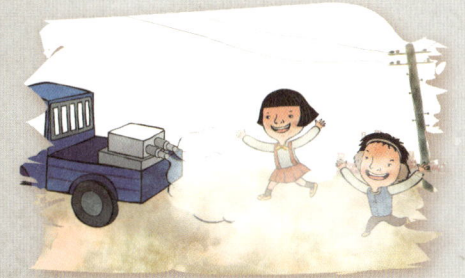
14 소독차

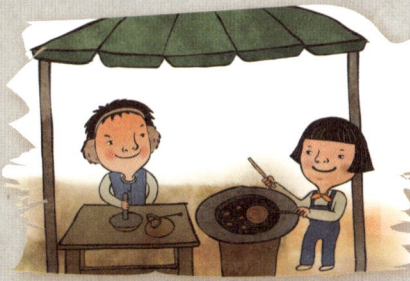
15 달고나

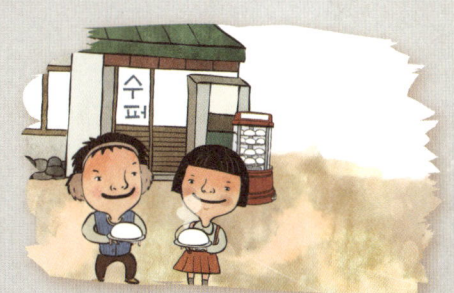
16 슈퍼(호빵)

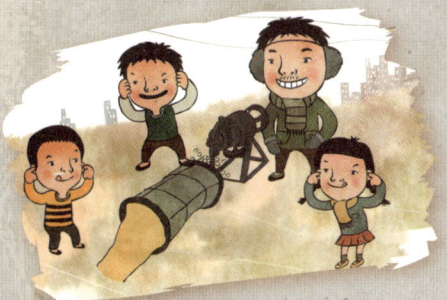
17 뻥튀기

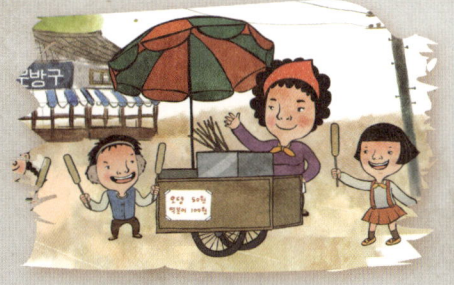
18 오뎅과 떡볶이

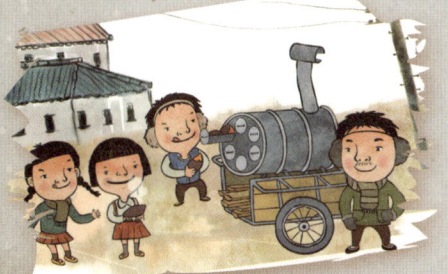
19 군고구마

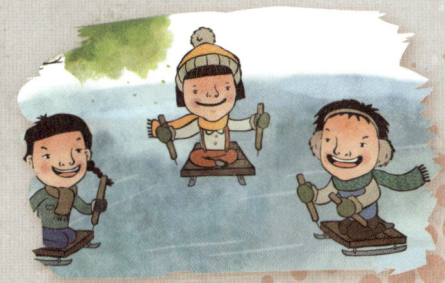
20 얼음썰매

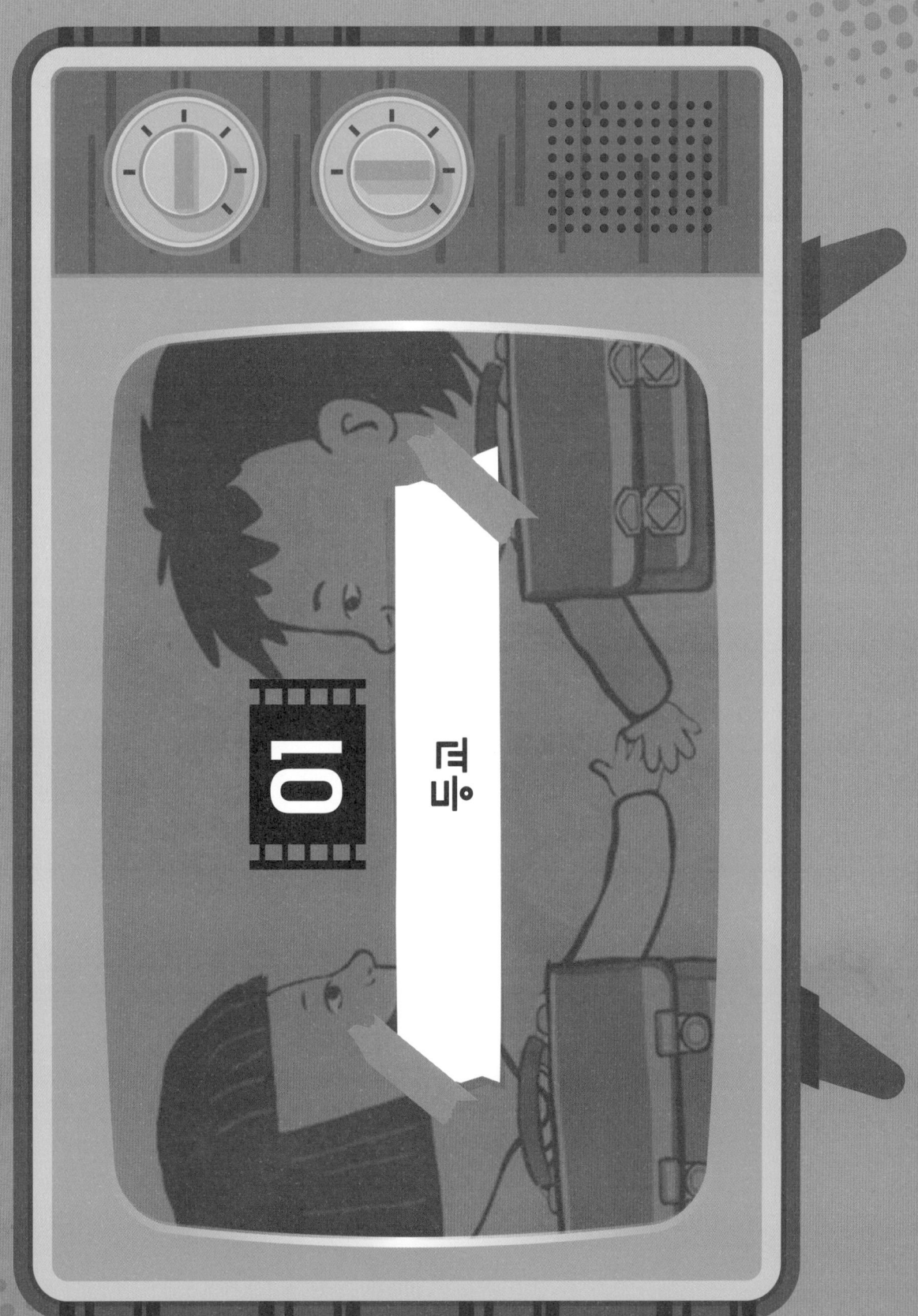

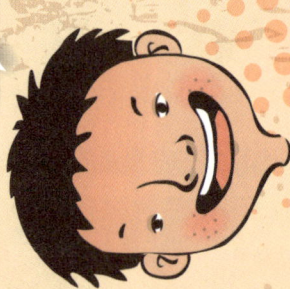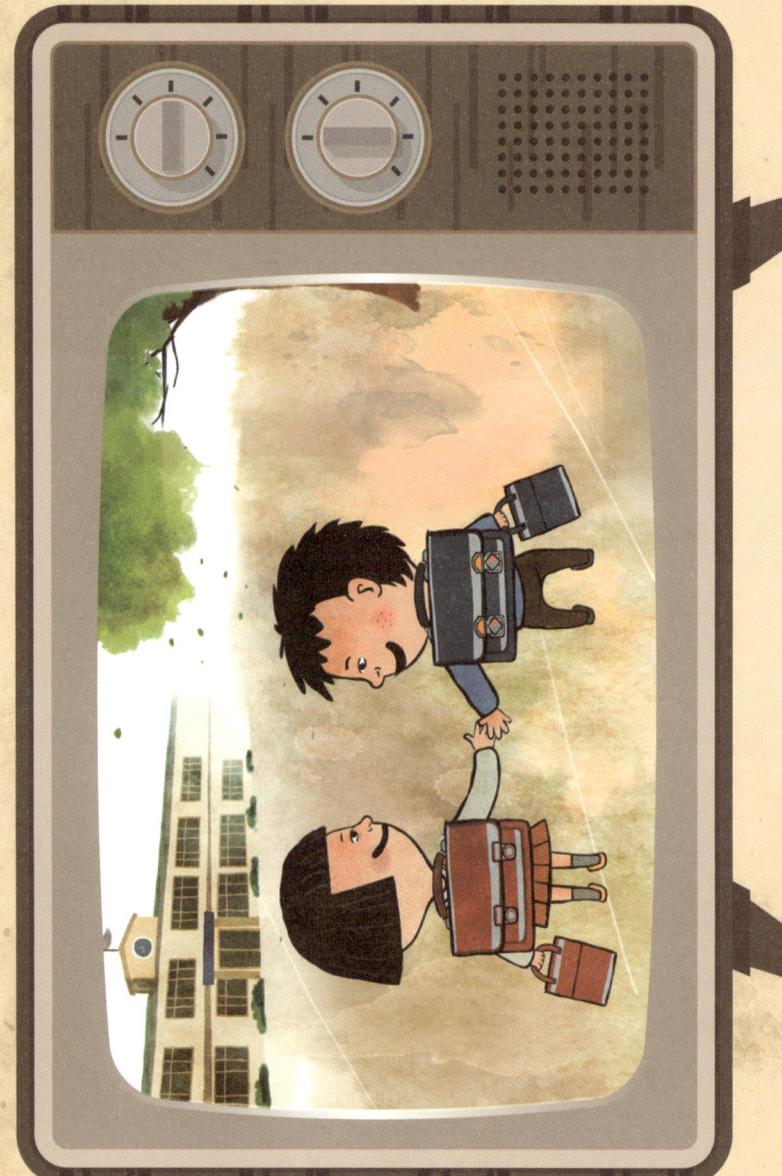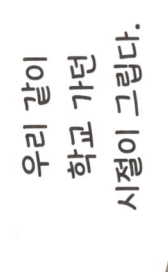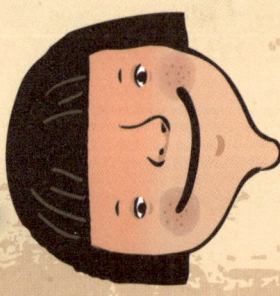

자유롭게 그림을 색칠해보세요.
색칠 후 그어진 선을 따라 잘라보세요.
뒷 페이지 퍼즐판에 자른 종이퍼즐을 붙여 완성해보세요.

절취선

선을 따라 자른 그림을 퍼즐판에 보이는 알맞은 모양에 붙여 종이퍼즐을 완성해보세요.

절취선

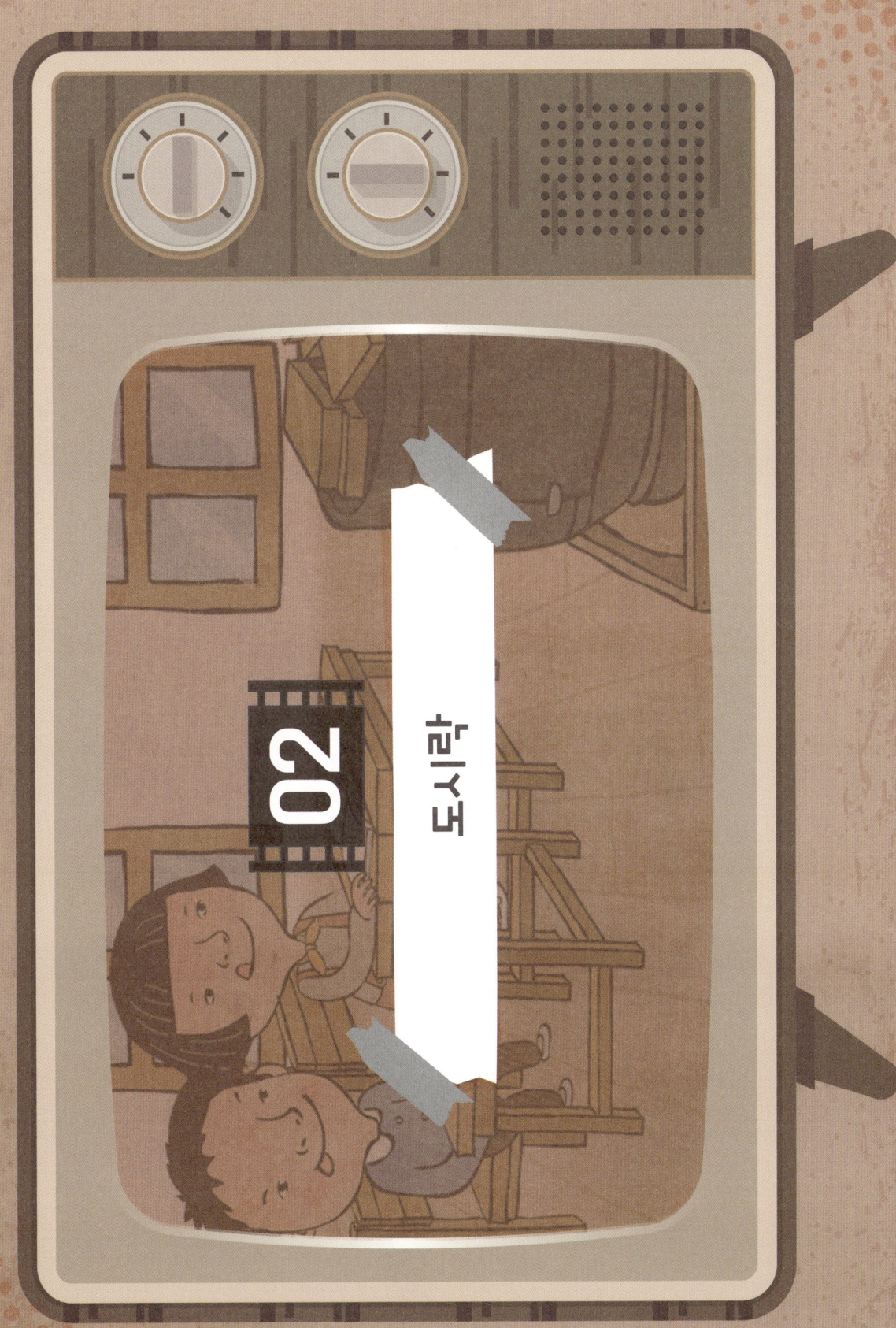

02 도시락

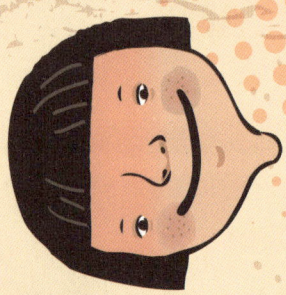

저 날은 무슨 반찬이었을까??

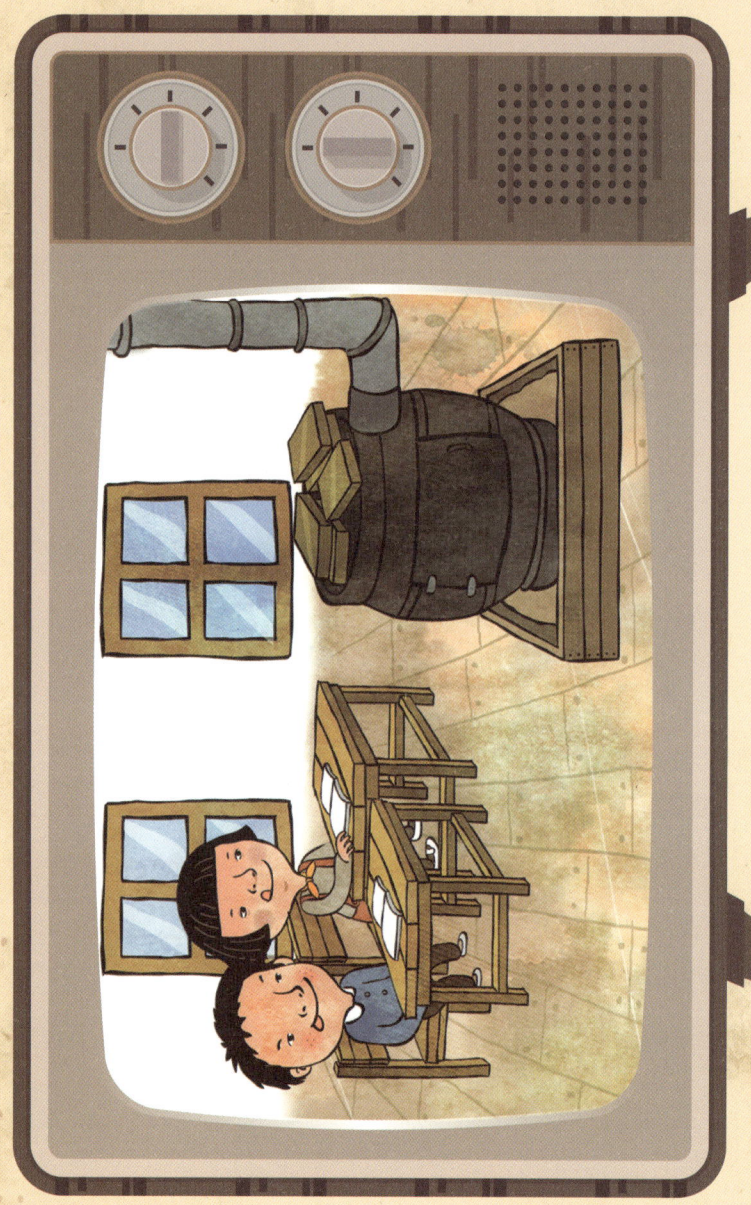

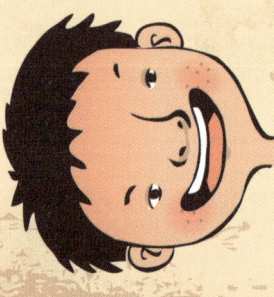

항상 밥 먹는 시간이 기다려졌어!

자유롭게 그림을 색칠해보세요.
색칠 후 그어진 선을 따라 잘라보세요.
뒷 페이지 퍼즐판에 자른 종이퍼즐을 붙여 완성해보세요.

절취선
절취선
절취선

선을 따라 자른 그림을 퍼즐판에 보이는 알맞은 모양에 붙여 종이퍼즐을 완성해보세요.

절취선

절취선

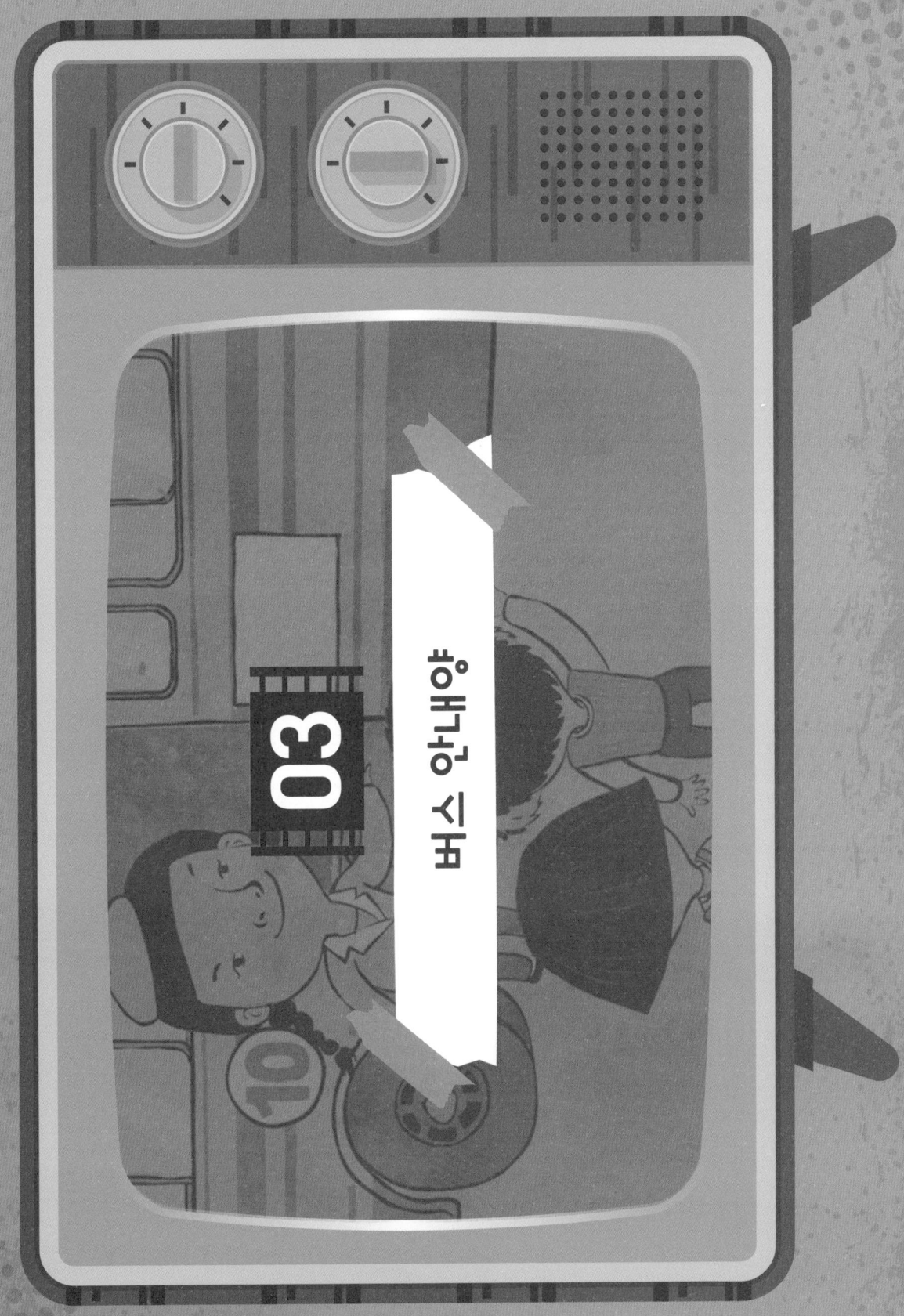

03 버스 안내양

03 버스 안내양

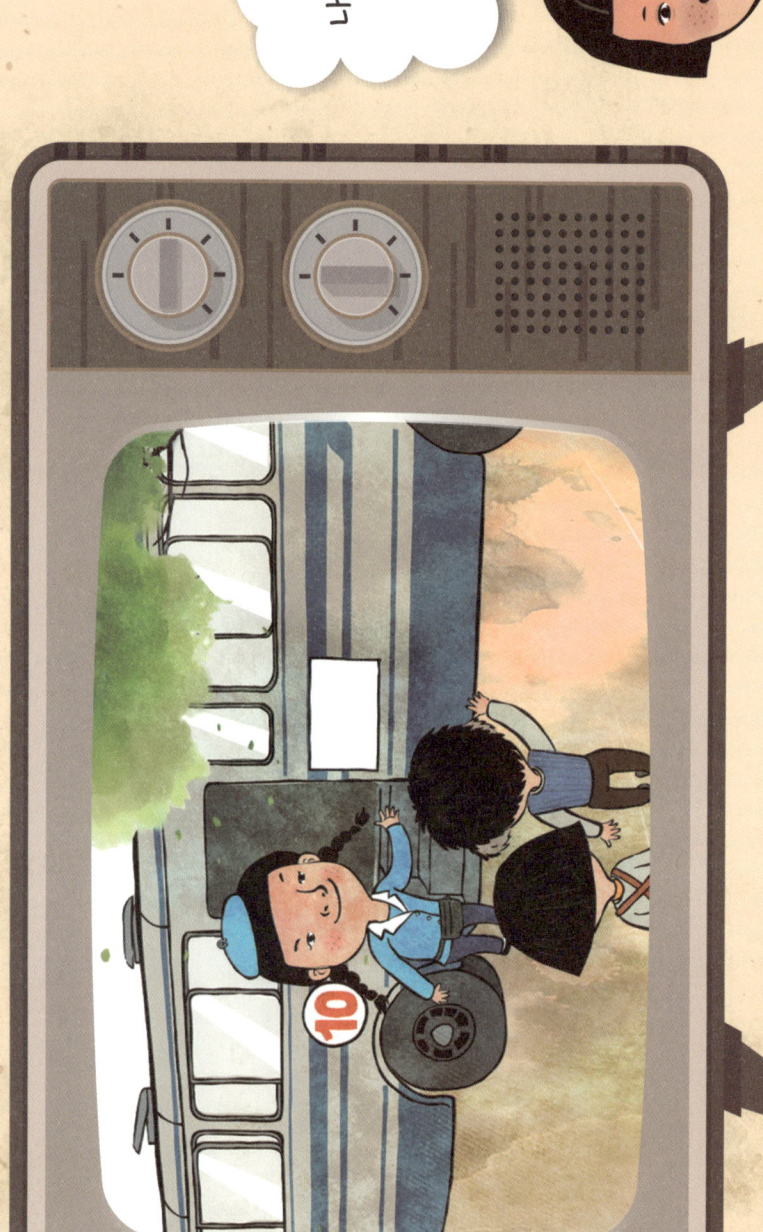

도 버스 안내양이 되고 싶었어!

옛날 항상 다음에 들어 있었는데 참 재밌어!

자유롭게 그림을 색칠해보세요.
색칠 후 그어진 선을 따라 잘라보세요.
뒷 페이지 퍼즐판에 자른 종이퍼즐을 붙여 완성해보세요.

절취선

절취선

선을 따라 자른 그림을 퍼즐판에 보이는 알맞은 모양에 붙여 종이퍼즐을 완성해보세요.

점선선

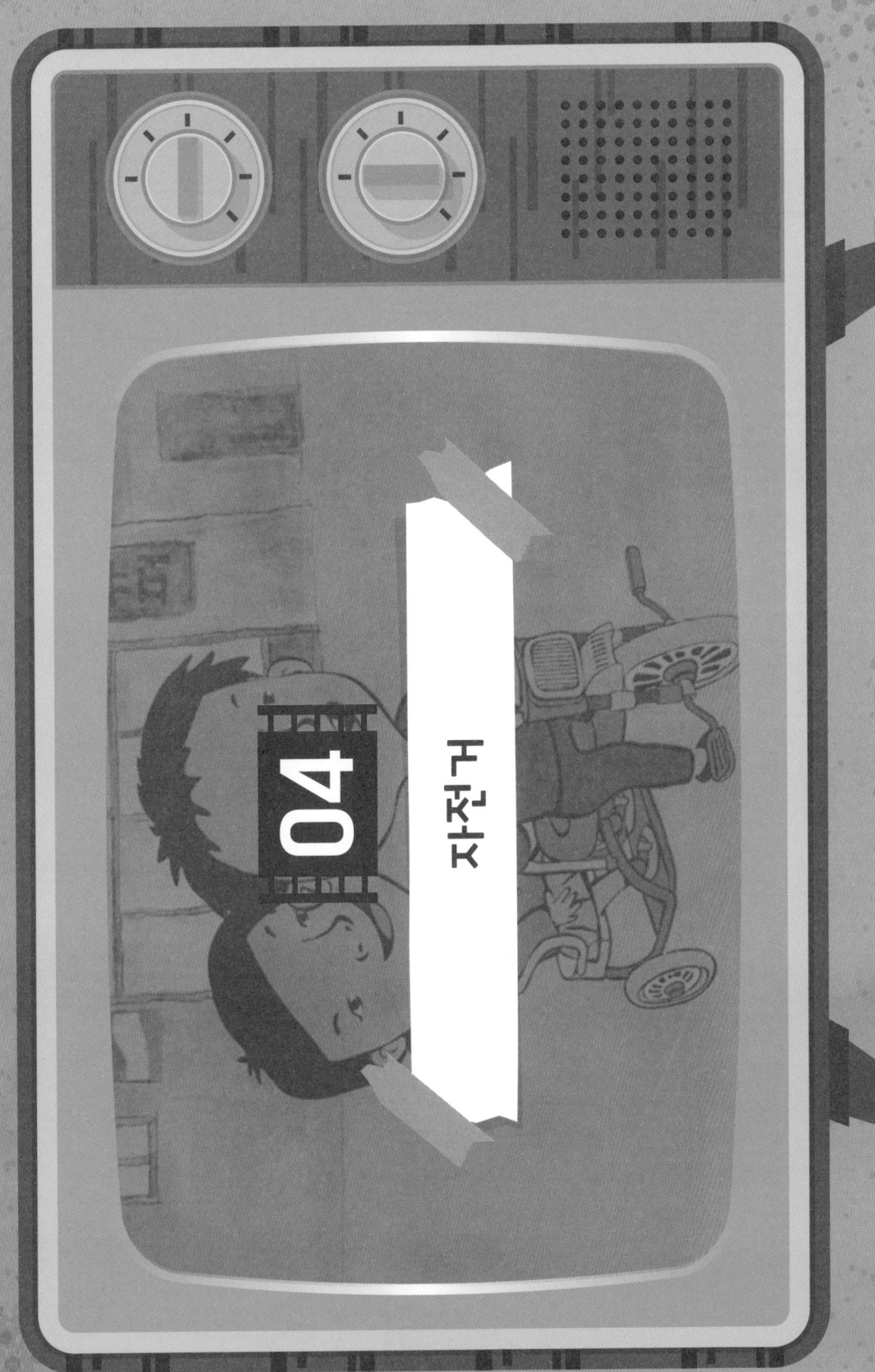

04 자전거

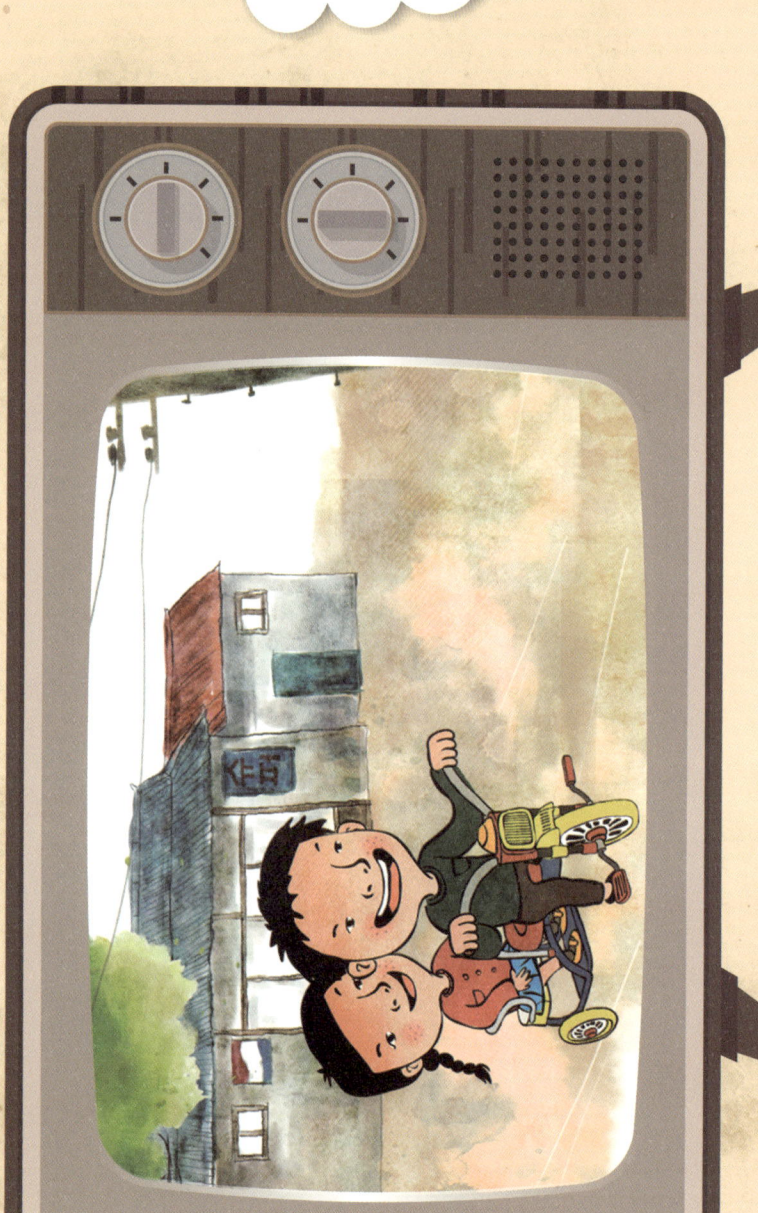
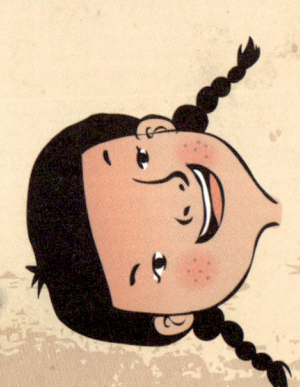
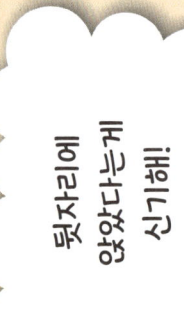

자유롭게 그림을 색칠해보세요.
색칠 후 그어진 선을 따라 잘라보세요.
뒷 페이지 퍼즐판에 자른 종이퍼즐을 붙여 완성해보세요.

선을 따라 자른 그림을 퍼즐판에 보이는 알맞은 모양에 붙여 종이퍼즐을 완성해보세요.

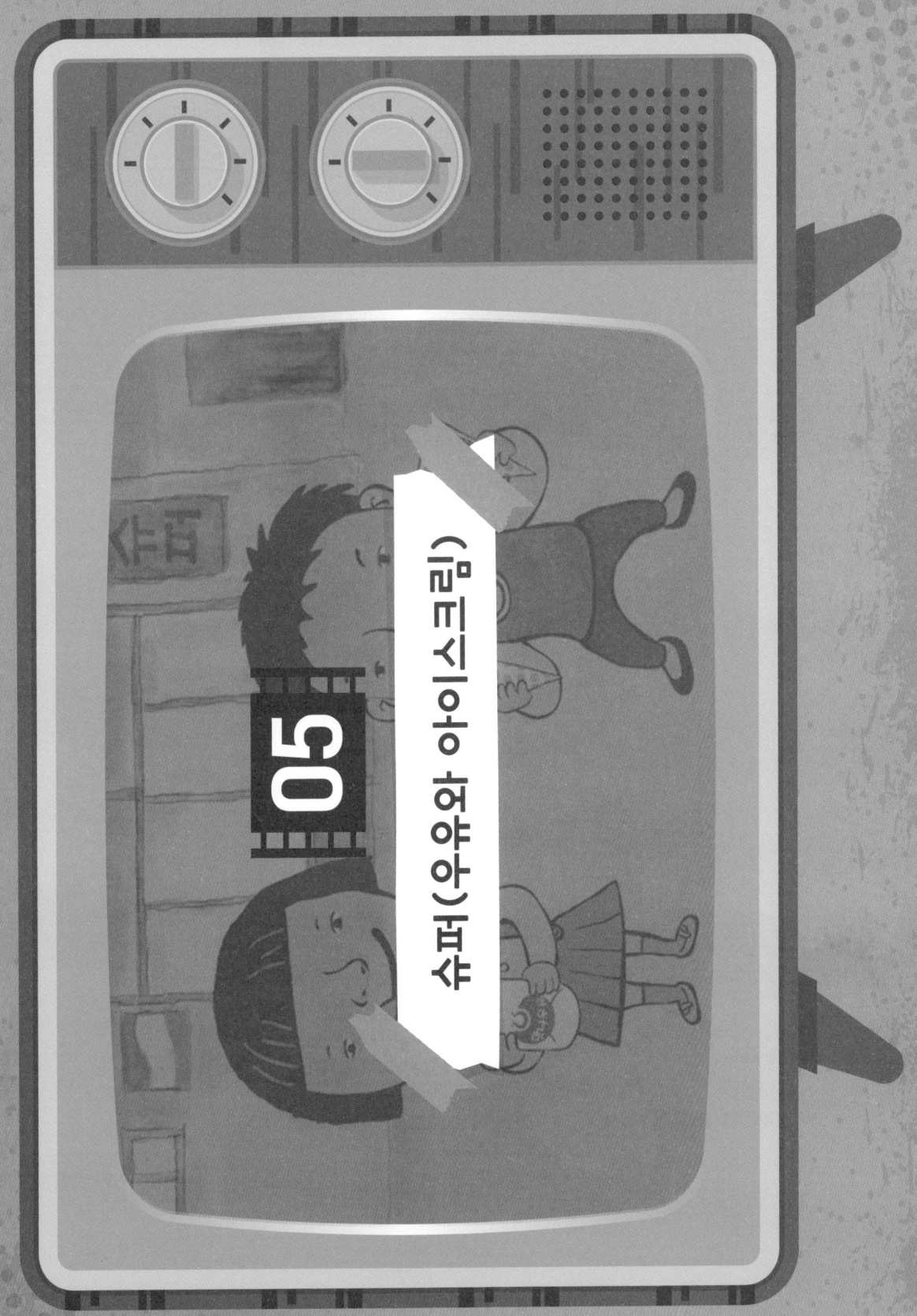

05 슈퍼(우유와 아이스크림)

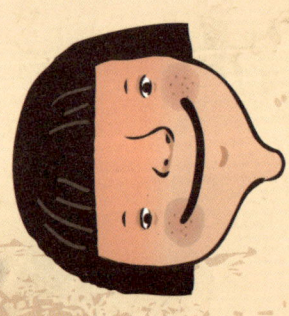

맞아! 아이스크림도 100원도 안했지!

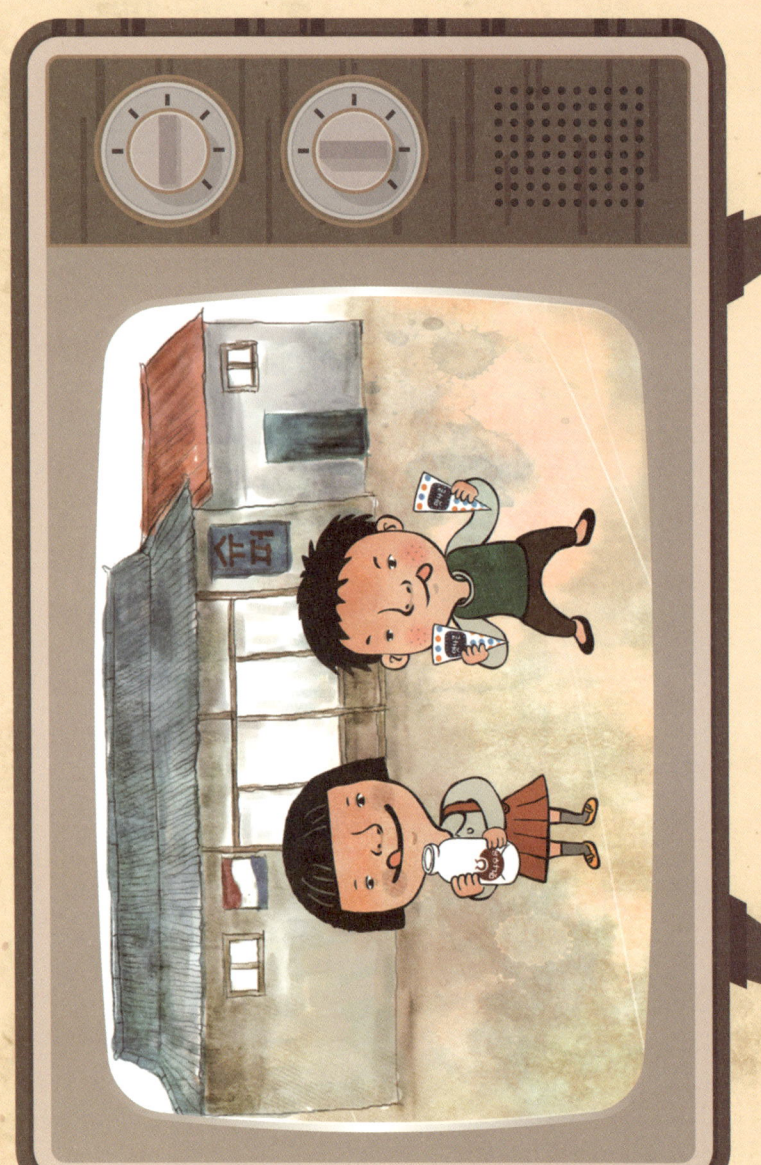

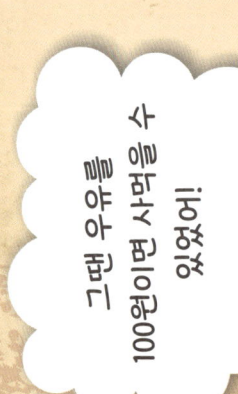

그땐 우유를 100원이면 사먹을 수 있었잖아!

자유롭게 그림을 색칠해보세요.
색칠 후 그어진 선을 따라 잘라보세요.
뒷 페이지 퍼즐판에 자른 종이퍼즐을 붙여 완성해보세요.

절취선

선을 따라 자른 그림을 퍼즐판에 보이는 알맞은 모양에 붙여 종이퍼즐을 완성해보세요.

절취선

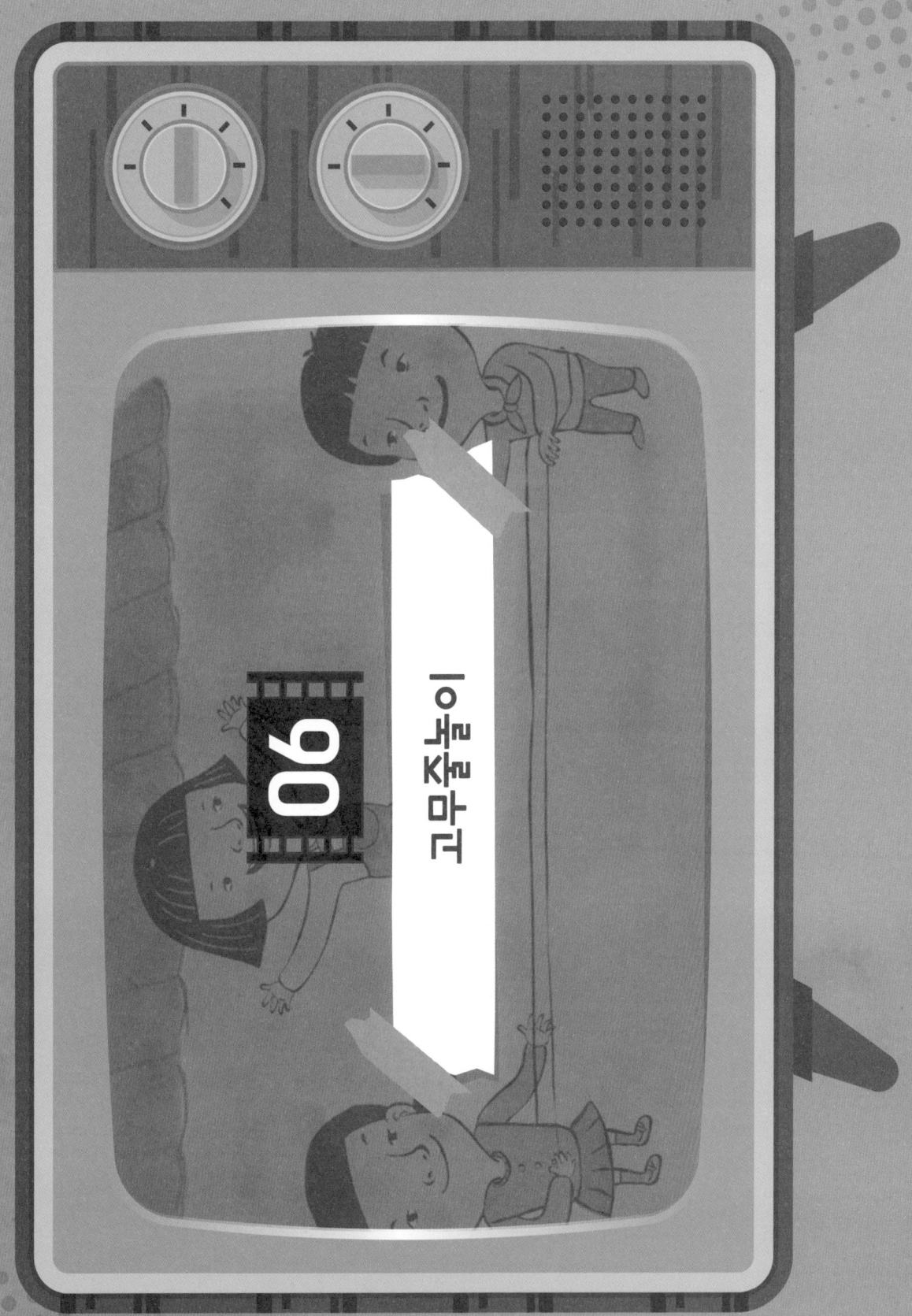

06 고무줄놀이

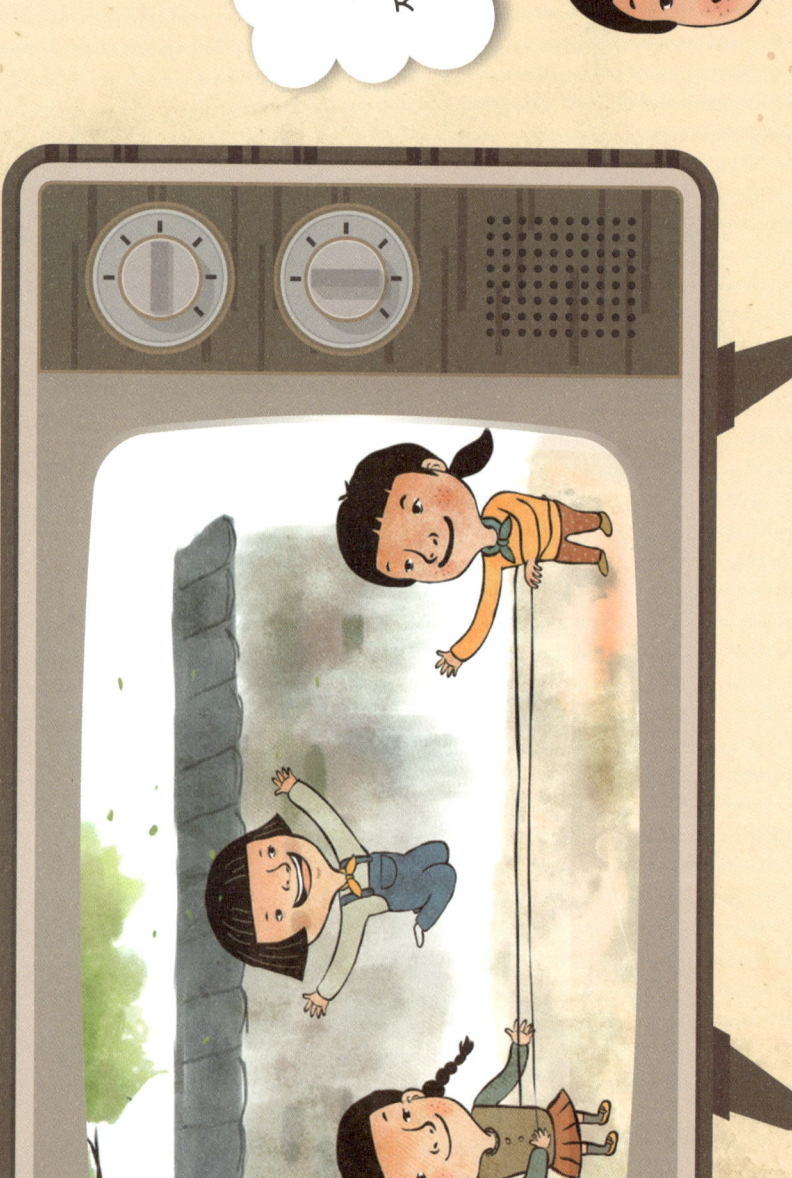

자유롭게 그림을 색칠해보세요.
색칠 후 그어진 선을 따라 잘라보세요.
뒷 페이지 퍼즐판에 자른 종이퍼즐을 붙여 완성해보세요.

절취선

선을 따라 자른 그림을 퍼즐판에 보이는 알맞은 모양에 붙여 종이퍼즐을 완성해보세요.

점선

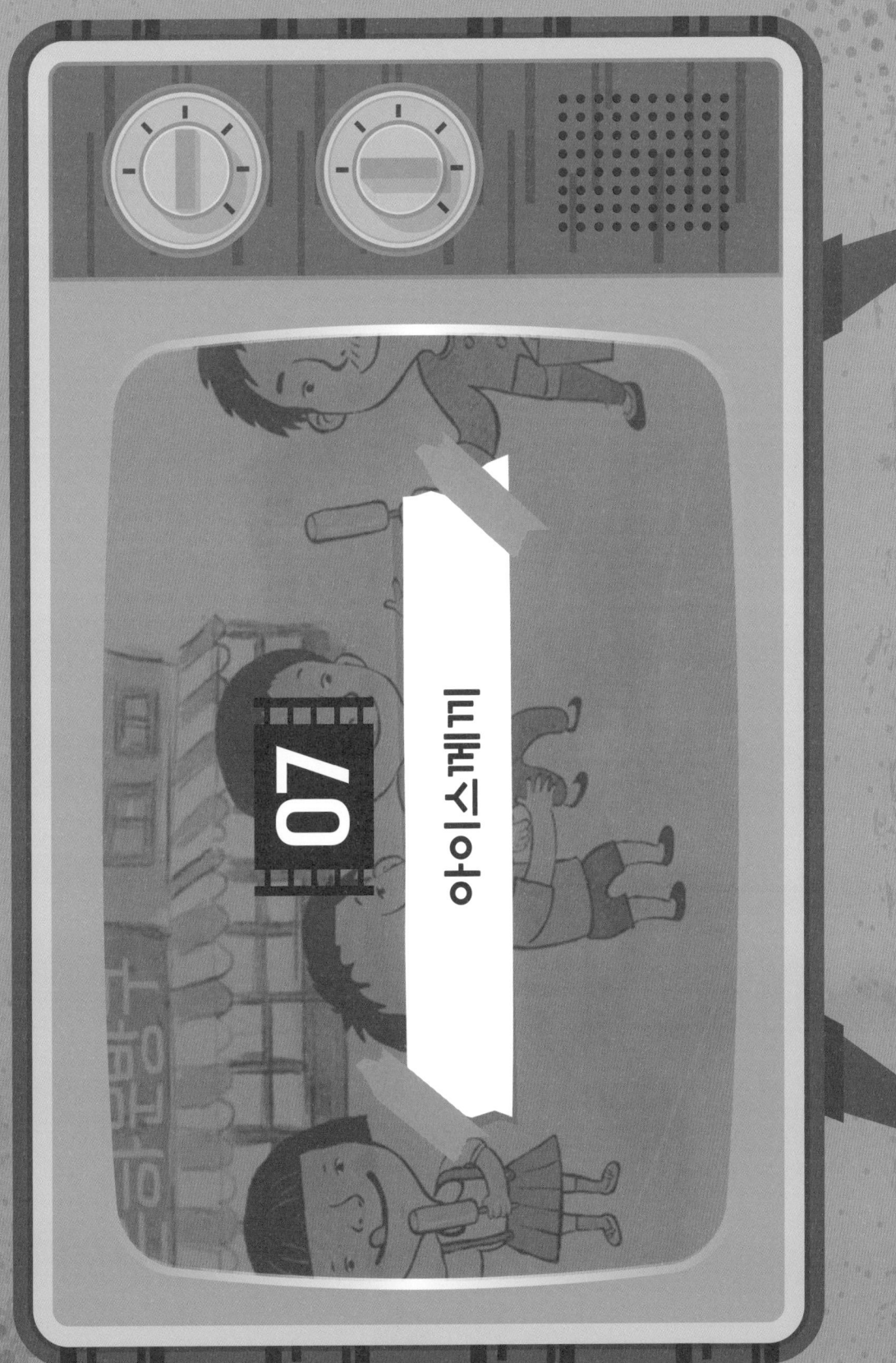

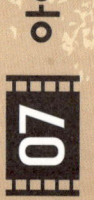 아이스께끼

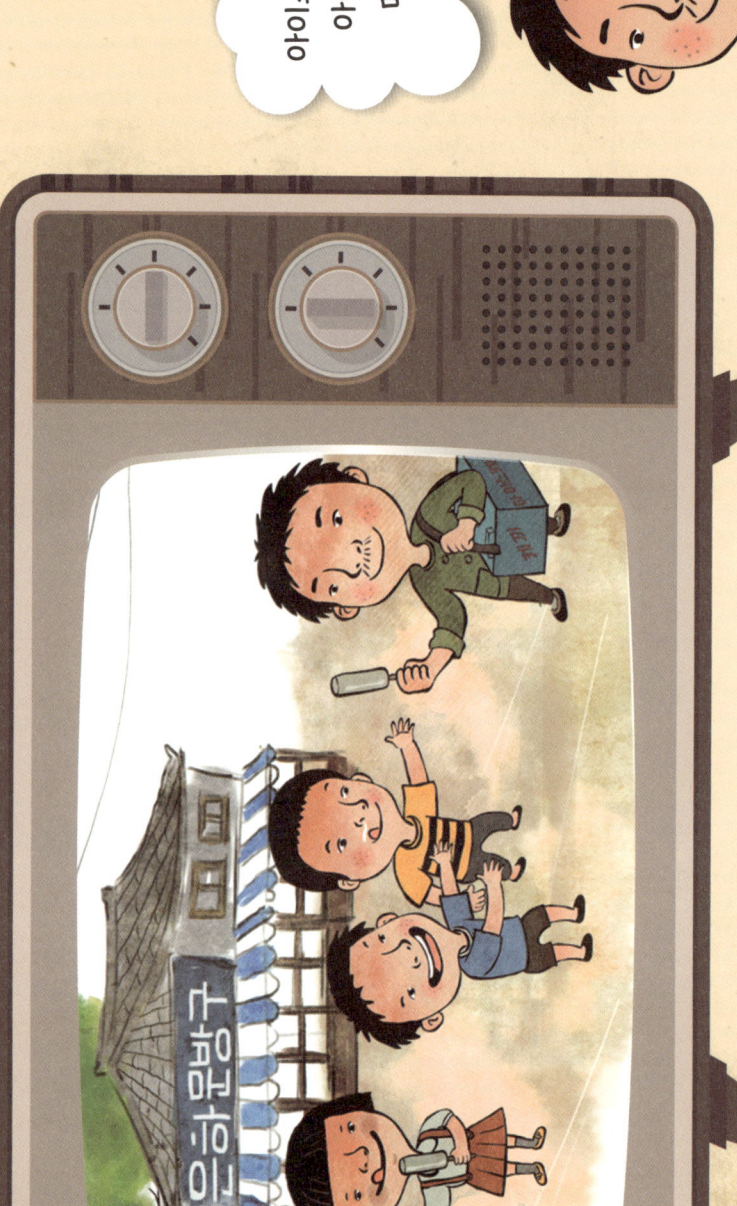

아이스크림도 좋지만 아이스께끼만의 매력이 있지!

난 항상 두 개씩 먹어서 아이스께끼 부자였어!

자유롭게 그림을 색칠해보세요.
색칠 후 그어진 선을 따라 잘라보세요.
뒷 페이지 퍼즐판에 자른 종이퍼즐들을 붙여 완성해보세요.

선을 따라 자른 그림을 퍼즐판에 보이는 알맞은 모양에 붙여 종이퍼즐을 완성해보세요.

절취선

절취선

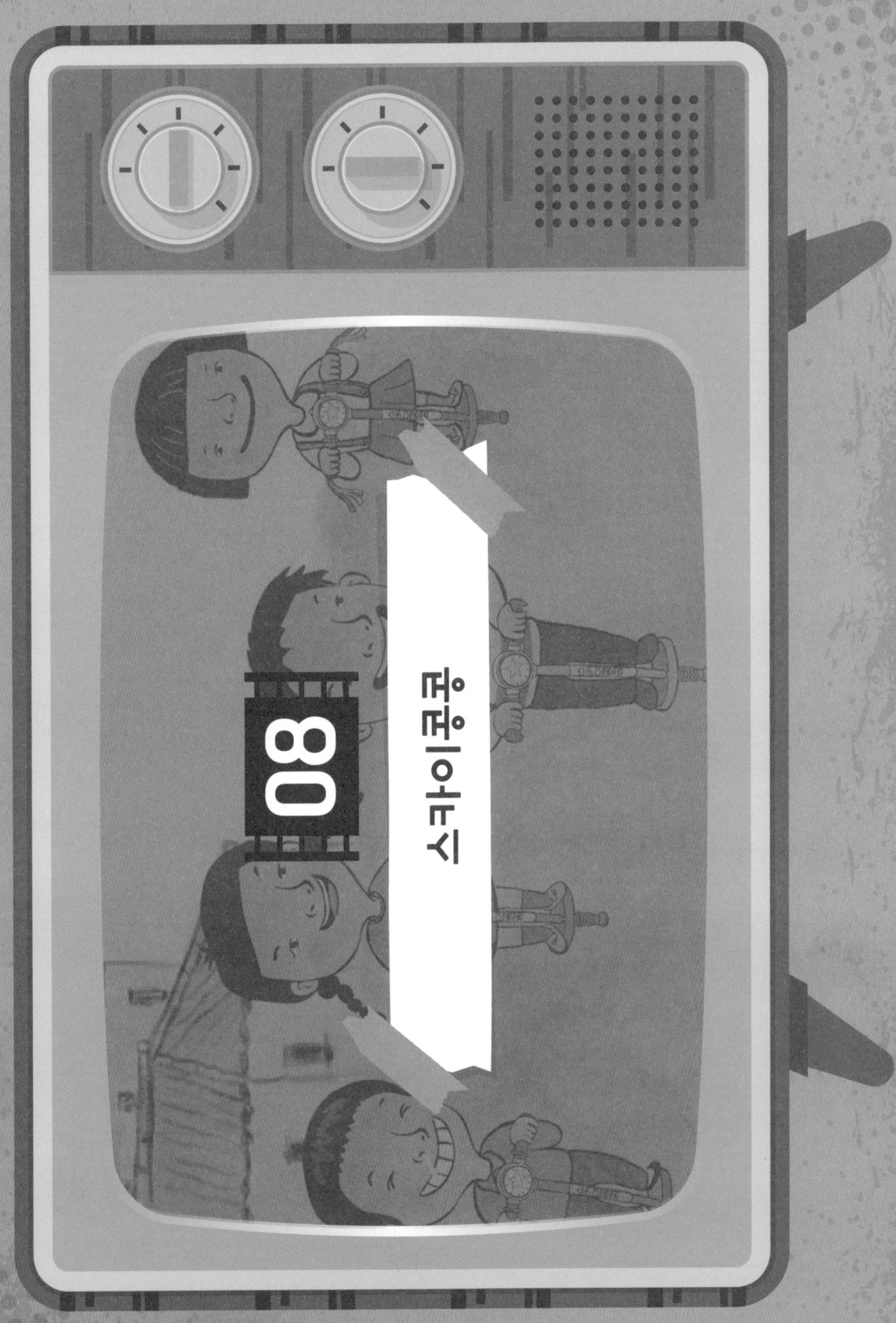

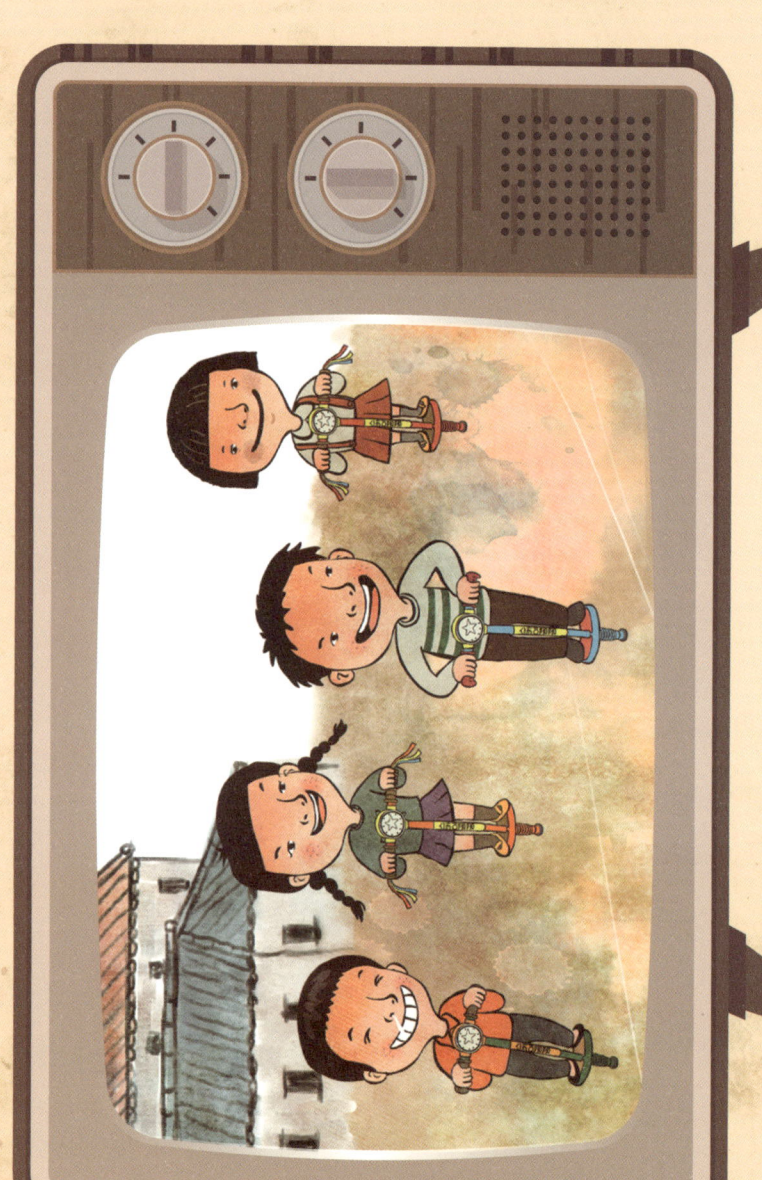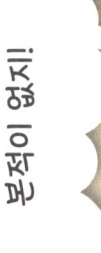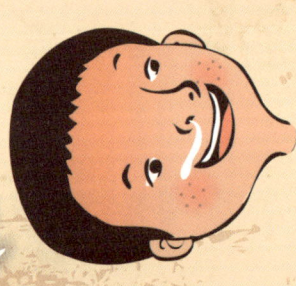

자유롭게 그림을 색칠해보세요.
색칠 후 그어진 선을 따라 잘라보세요.
뒷 페이지 퍼즐판에 자른 종이퍼즐을 붙여 완성해보세요.

절취선

절취선

절취선

선을 따라 자른 그림을 퍼즐판에 보이는 알맞은 모양에 붙여 종이퍼즐을 완성해보세요.

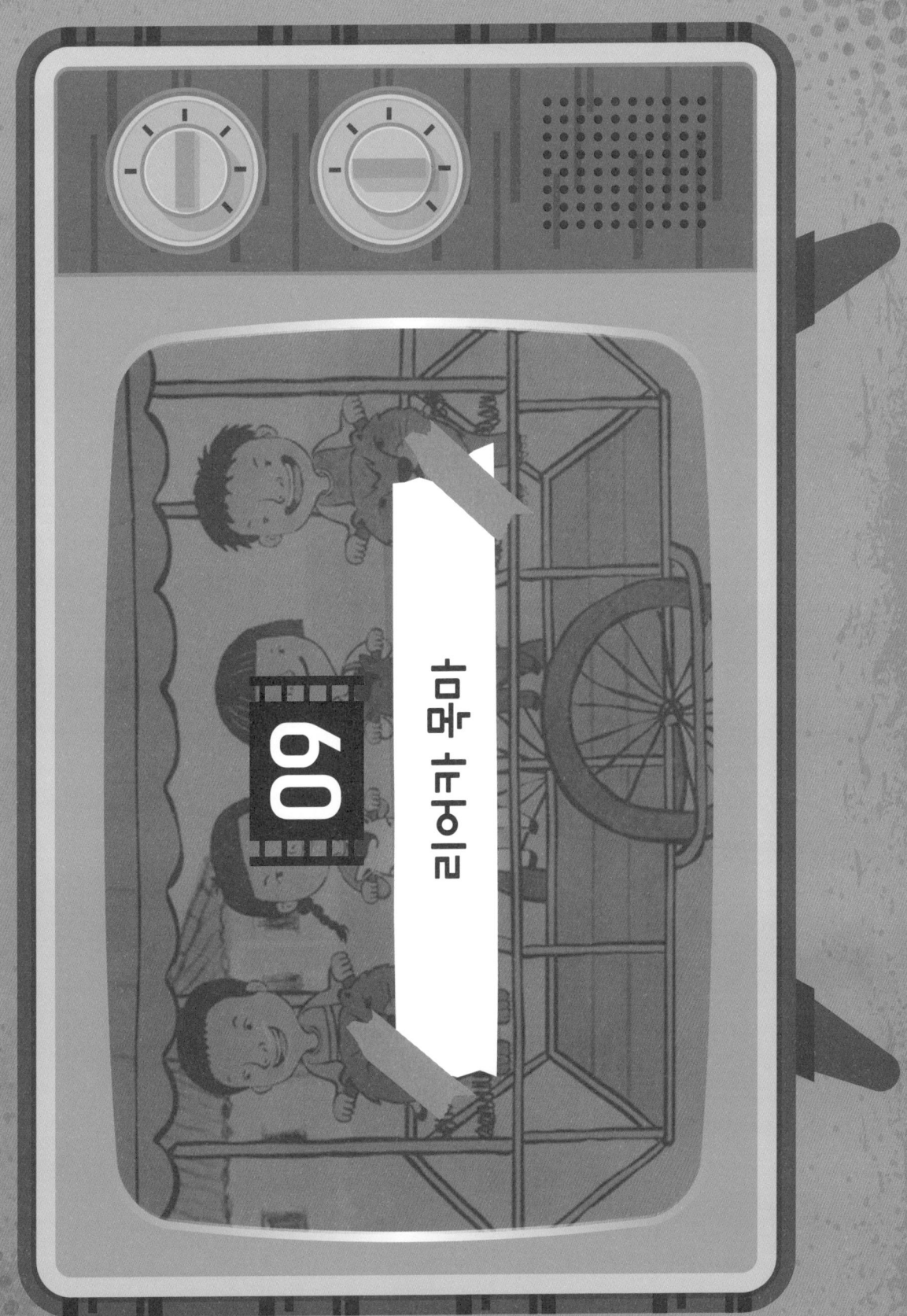

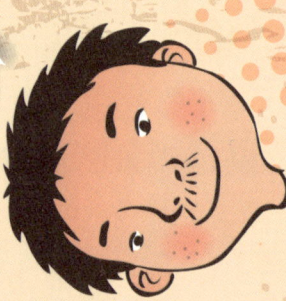
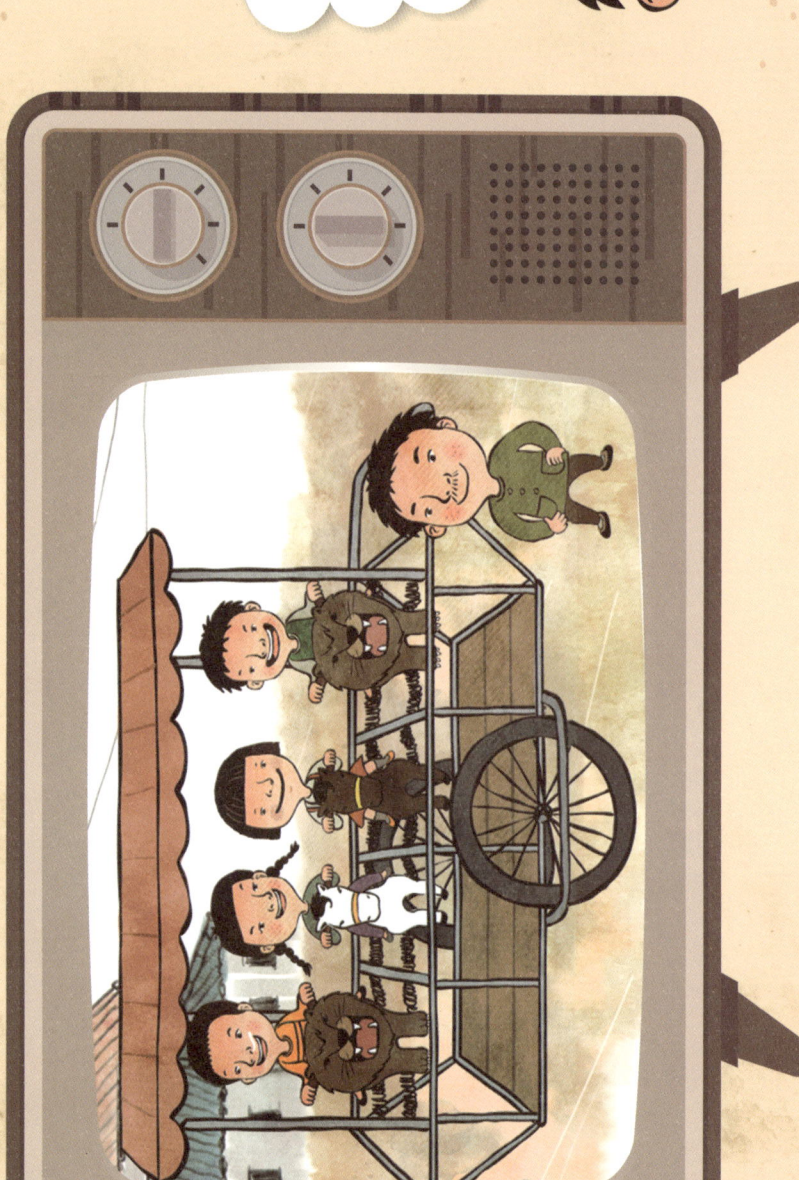
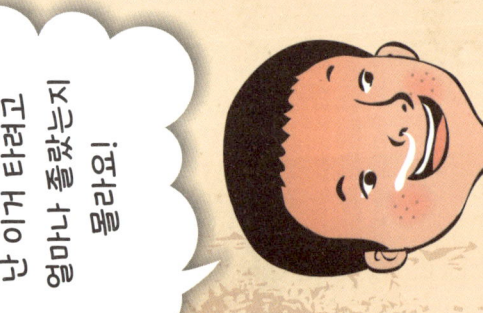

자유롭게 그림을 색칠해보세요.
색칠 후 그어진 선을 따라 잘라보세요.
뒷 페이지 퍼즐판에 자른 종이퍼즐을 붙여 완성해보세요.

절취선

선을 따라 자른 그림을 퍼즐판에 보이는 알맞은 모양에 붙여 종이퍼즐을 완성해보세요.

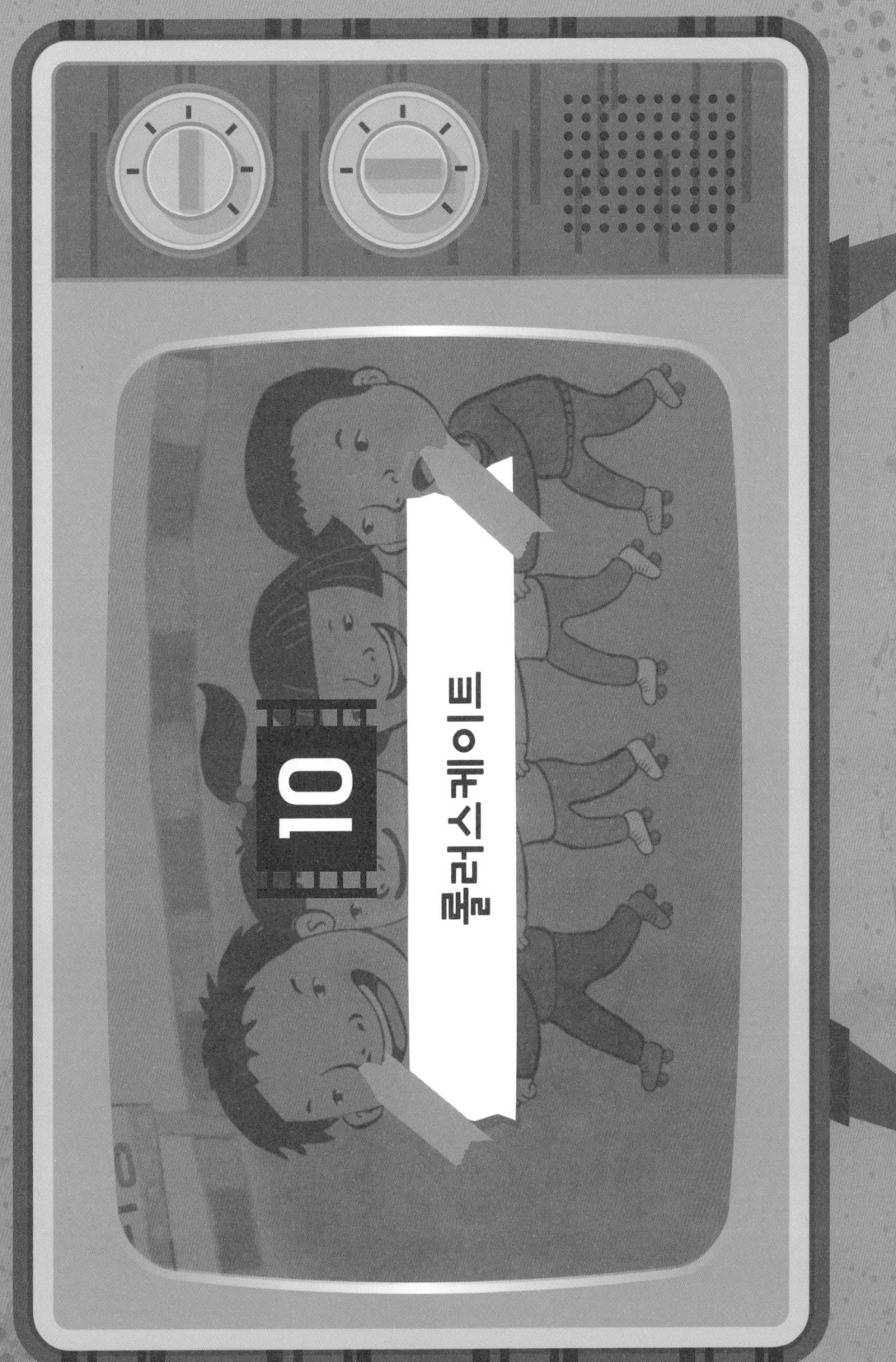

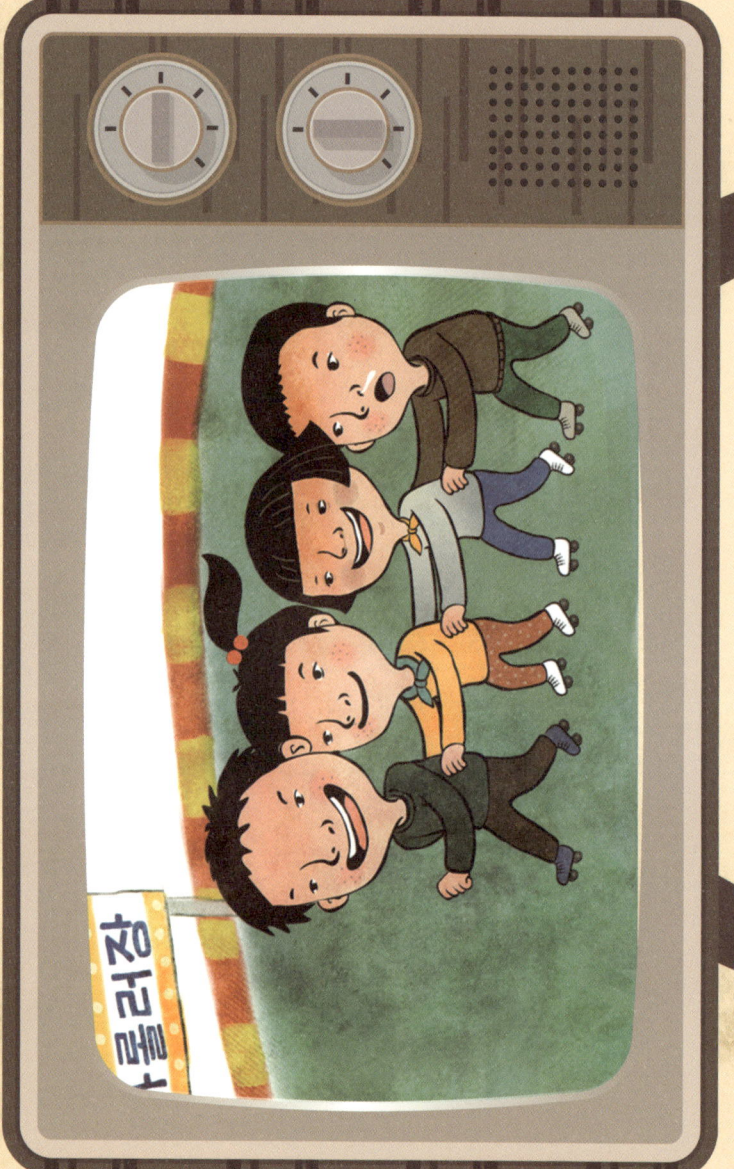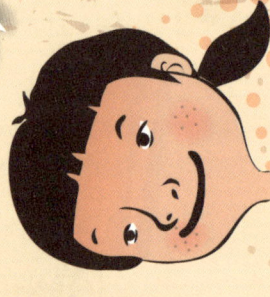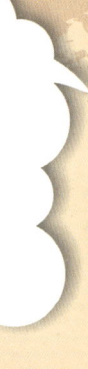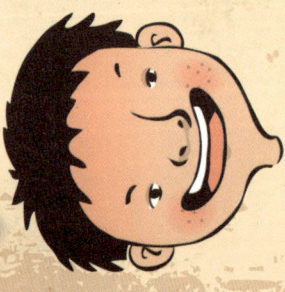

자유롭게 그림을 색칠해보세요.
색칠 후 그어진 선을 따라 잘라보세요.
뒷 페이지 퍼즐판에 자른 종이퍼즐들을 붙여 완성해보세요.

스타틀러장

선을 따라 자른 그림을 퍼즐판에 보이는 알맞은 모양에 붙여 종이퍼즐을 완성해보세요.

절취선

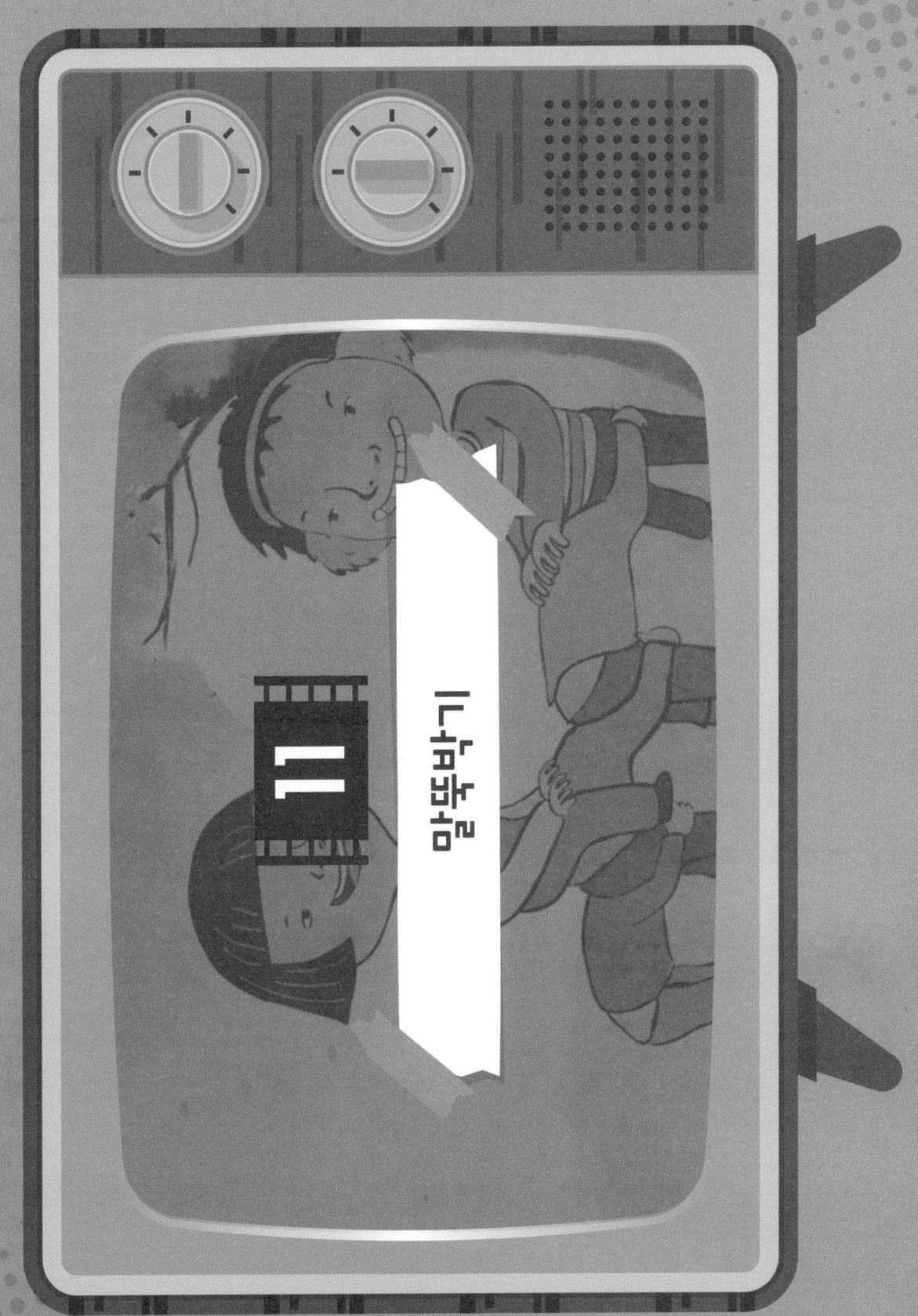

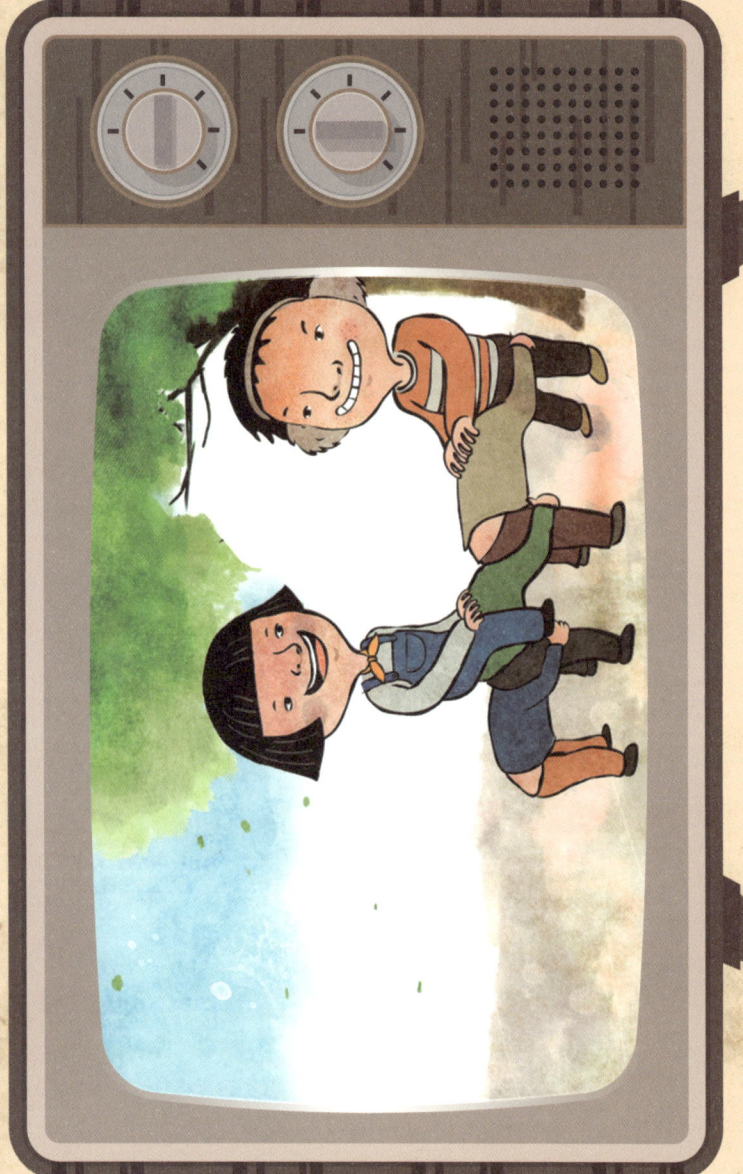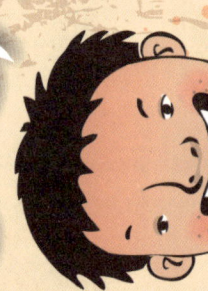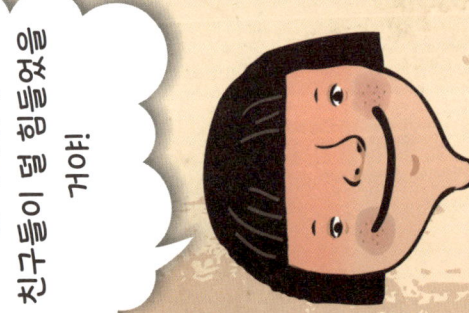

자유롭게 그림을 색칠해보세요.
색칠 후 그어진 선을 따라 잘라보세요.
뒷 페이지 퍼즐판에 자른 종이퍼즐을 붙여 완성해보세요.

✂ 절취선

선을 따라 자른 그림을 퍼즐판에 보이는 알맞은 모양에 붙여 종이퍼즐을 완성해보세요.

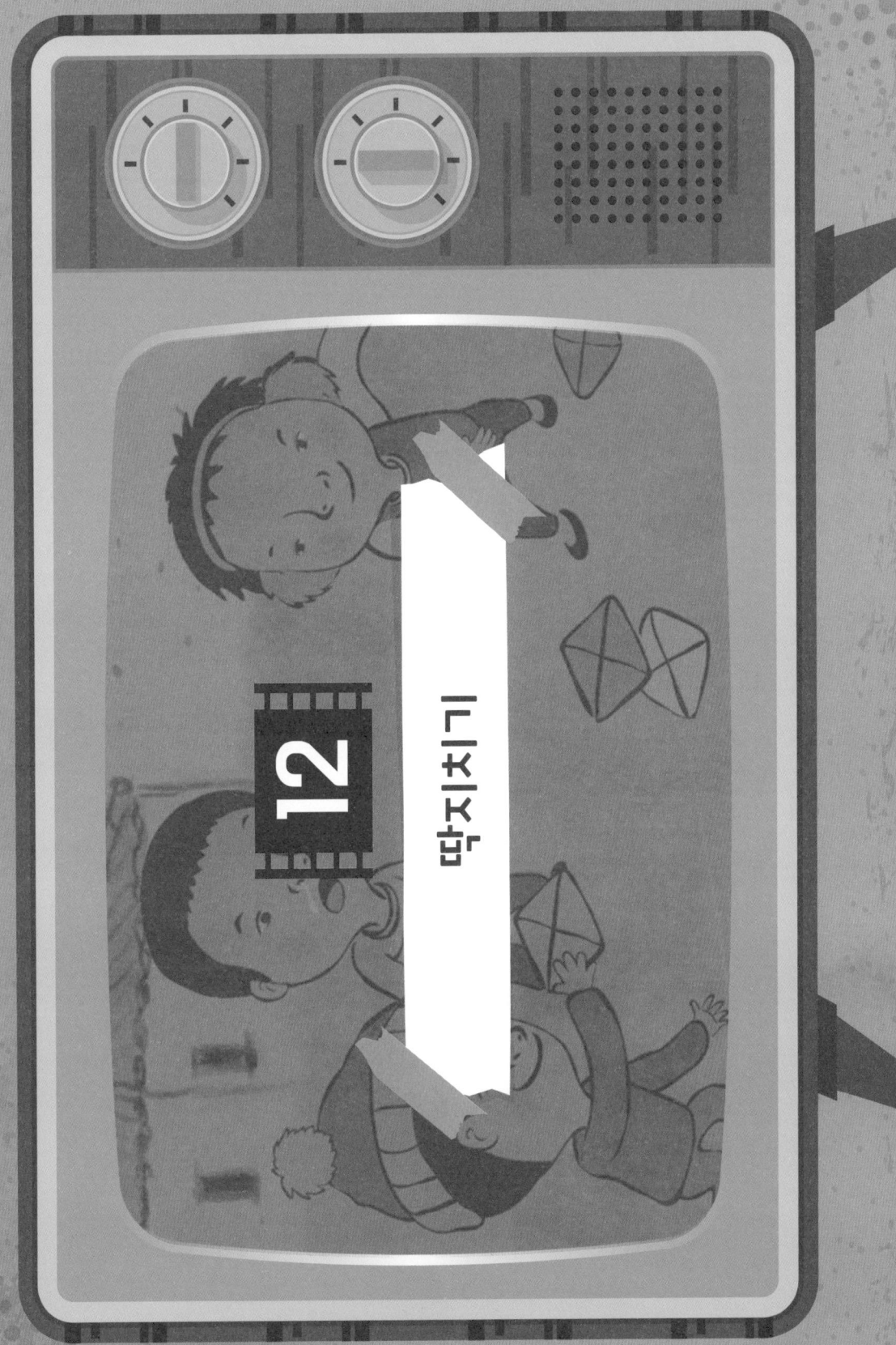

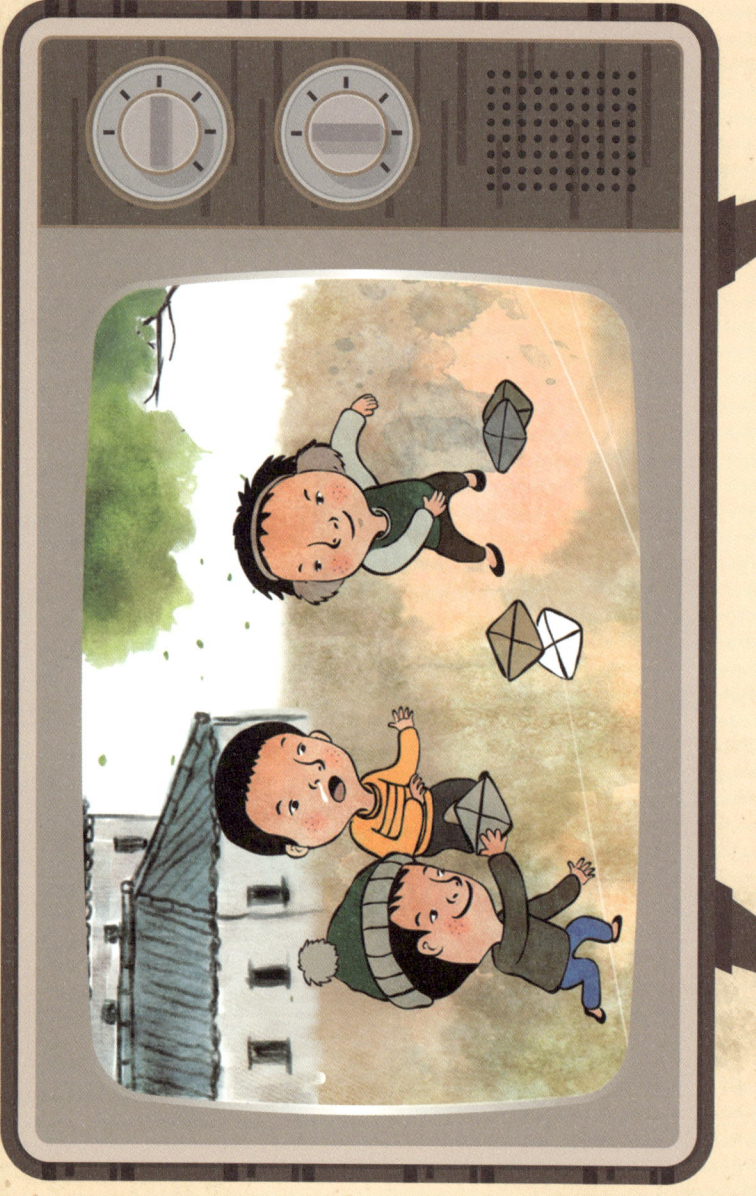

자유롭게 그림을 색칠해보세요.
색칠 후 그어진 선을 따라 잘라보세요.
뒷 페이지 퍼즐판에 자른 종이퍼즐을 붙여 완성해보세요.

선을 따라 자른 그림을 퍼즐판에 보이는 알맞은 모양에 붙여 종이퍼즐을 완성해보세요.

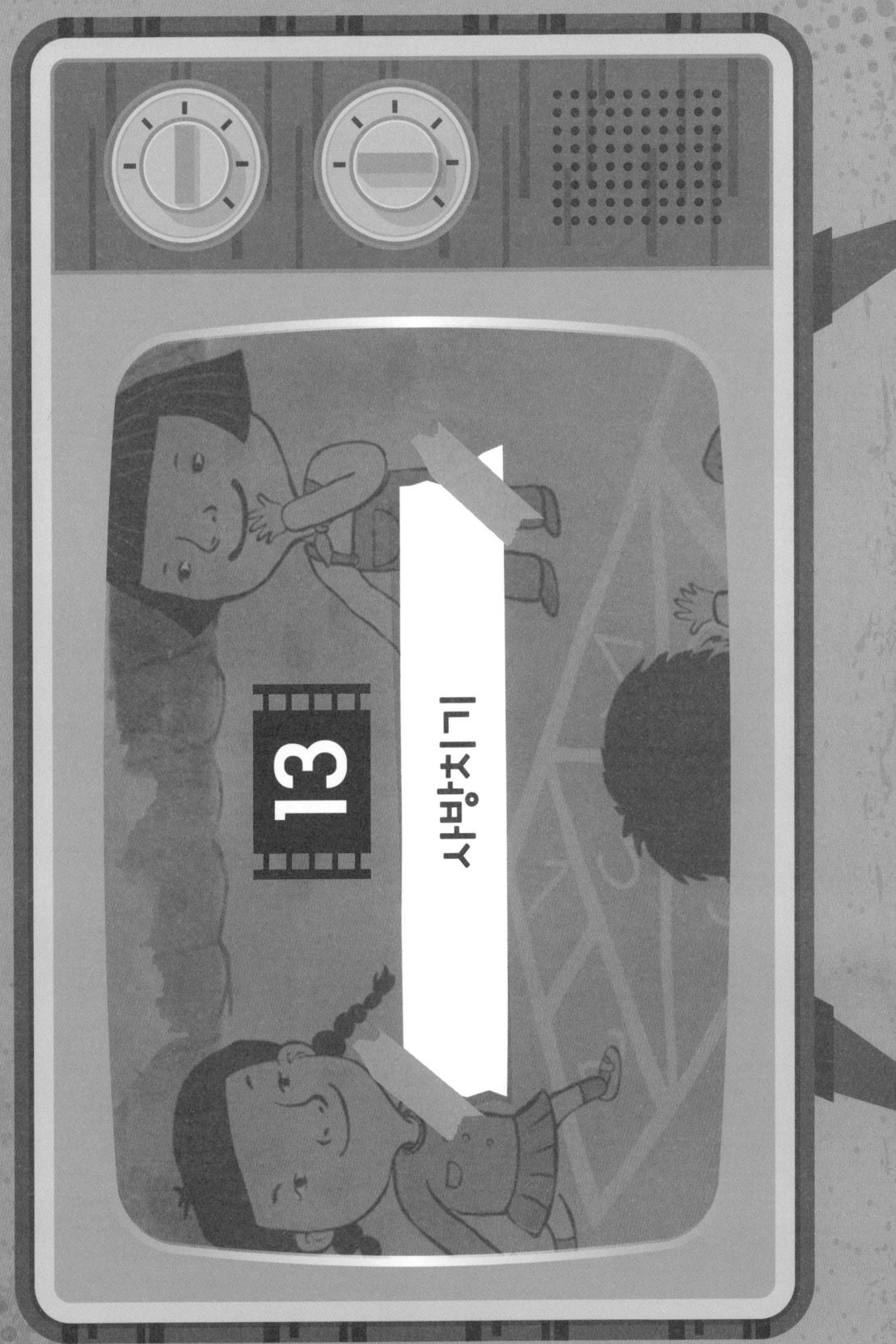

13 사냥하기

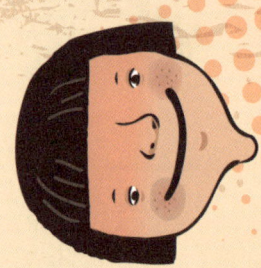

요즘 친구들은 이 그림이 뭔지 잘 모를거야!

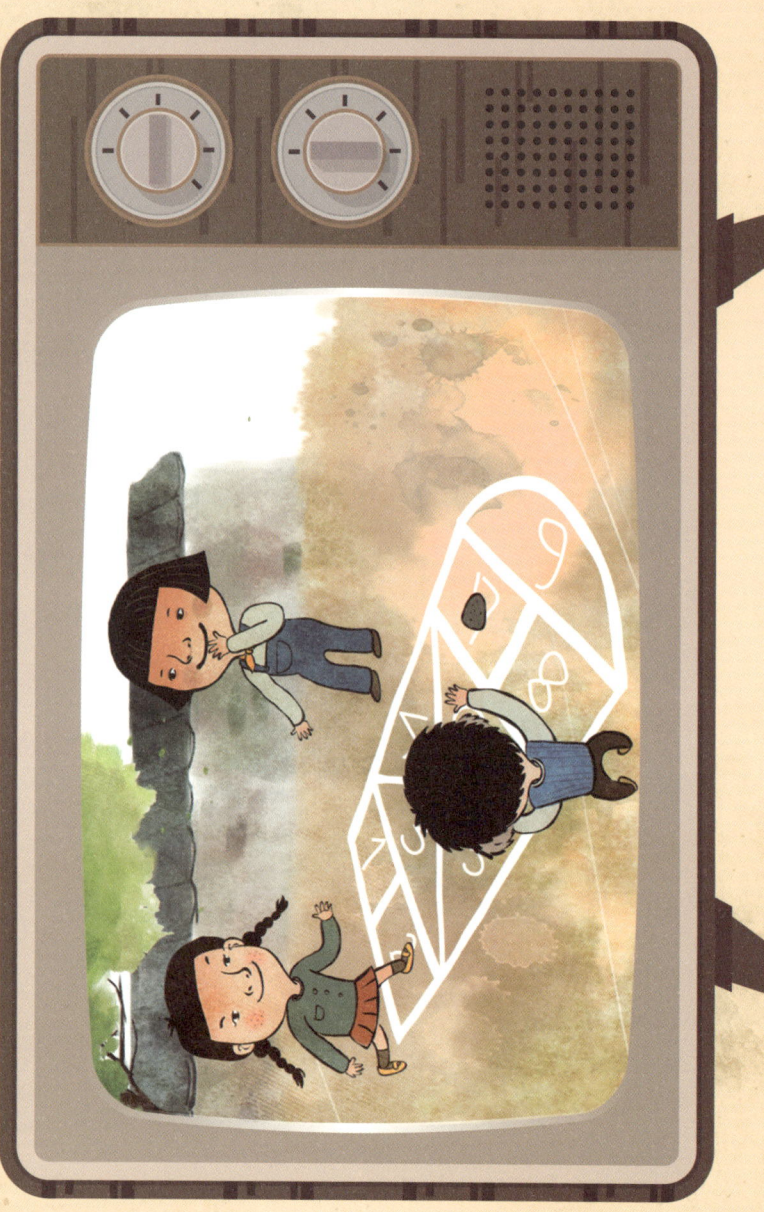

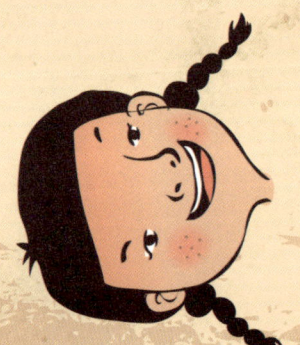

바닥에 그림만 그리면 할 수 있는 재밌는 게임이지!

자유롭게 그림을 색칠해보세요.
색칠 후 그어진 선을 따라 잘라보세요.
뒷 페이지 퍼즐판에 자른 종이퍼즐을 붙여 완성해보세요.

절취선

선을 따라 자른 그림을 퍼즐판에 보이는 알맞은 모양에 붙여 종이퍼즐을 완성해보세요.

절취선

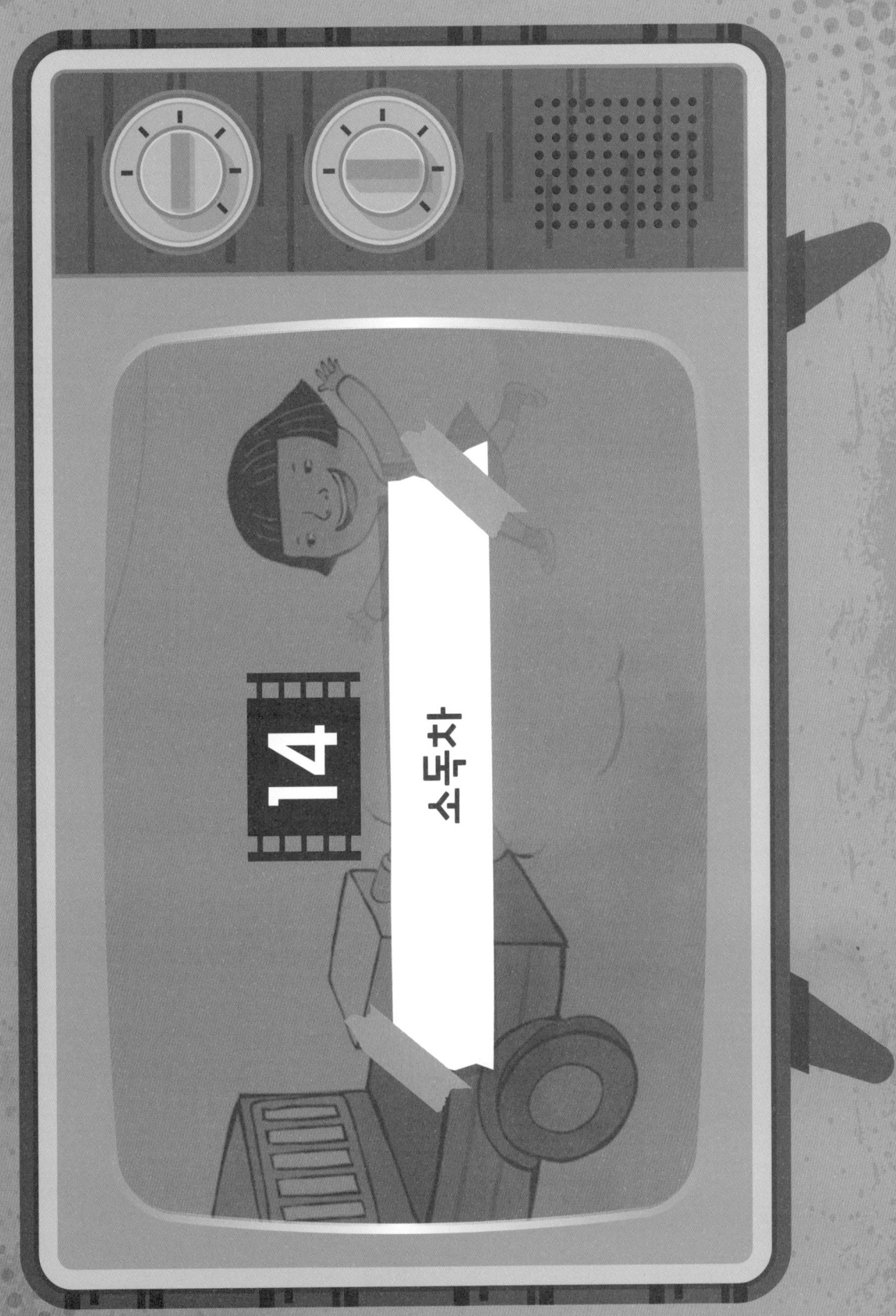

14 소독차

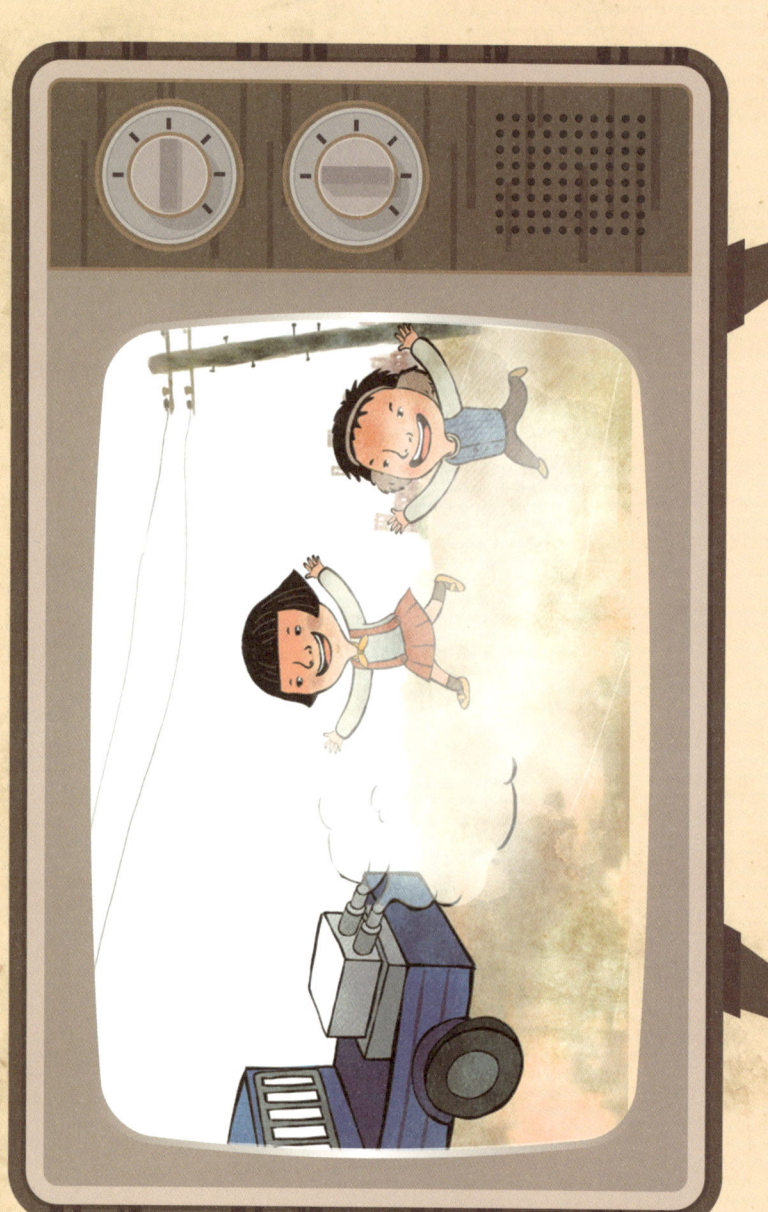
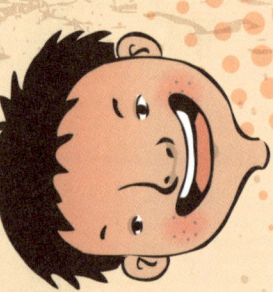
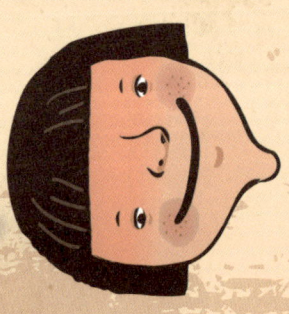
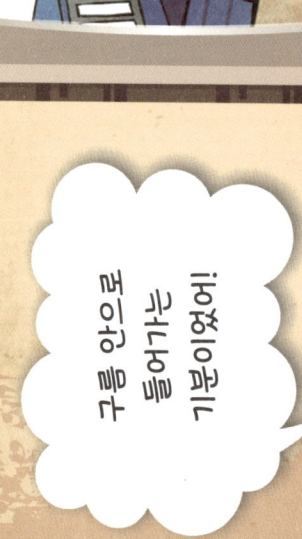

자유롭게 그림을 색칠해보세요.
색칠 후 그어진 선을 따라 잘라보세요.
뒷 페이지 퍼즐판에 자른 종이퍼즐을 붙여 완성해보세요.

절취선

선을 따라 자른 그림을 퍼즐판에 보이는 알맞은 모양에 붙여 종이퍼즐을 완성해보세요.

절취선

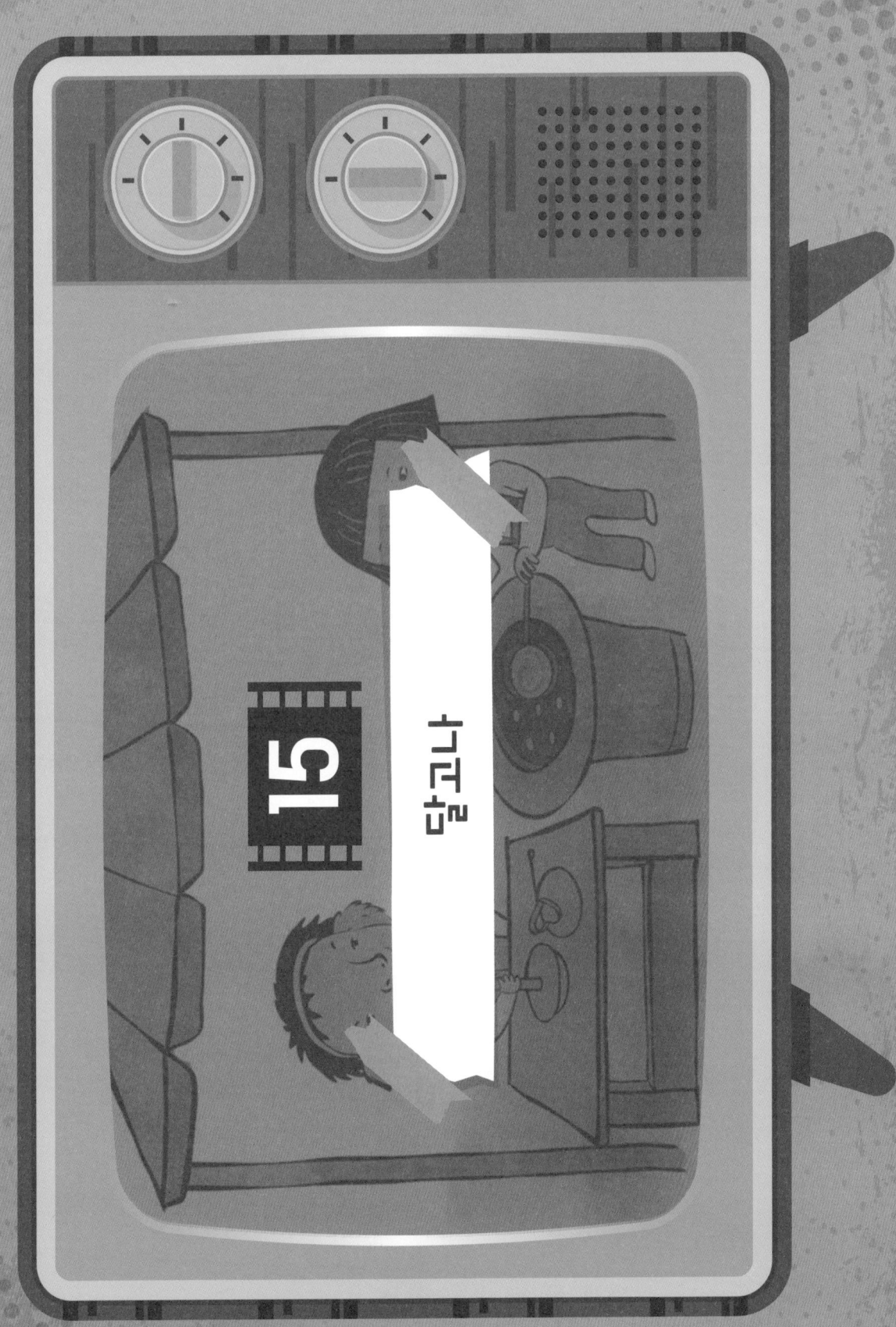

15
닫고나

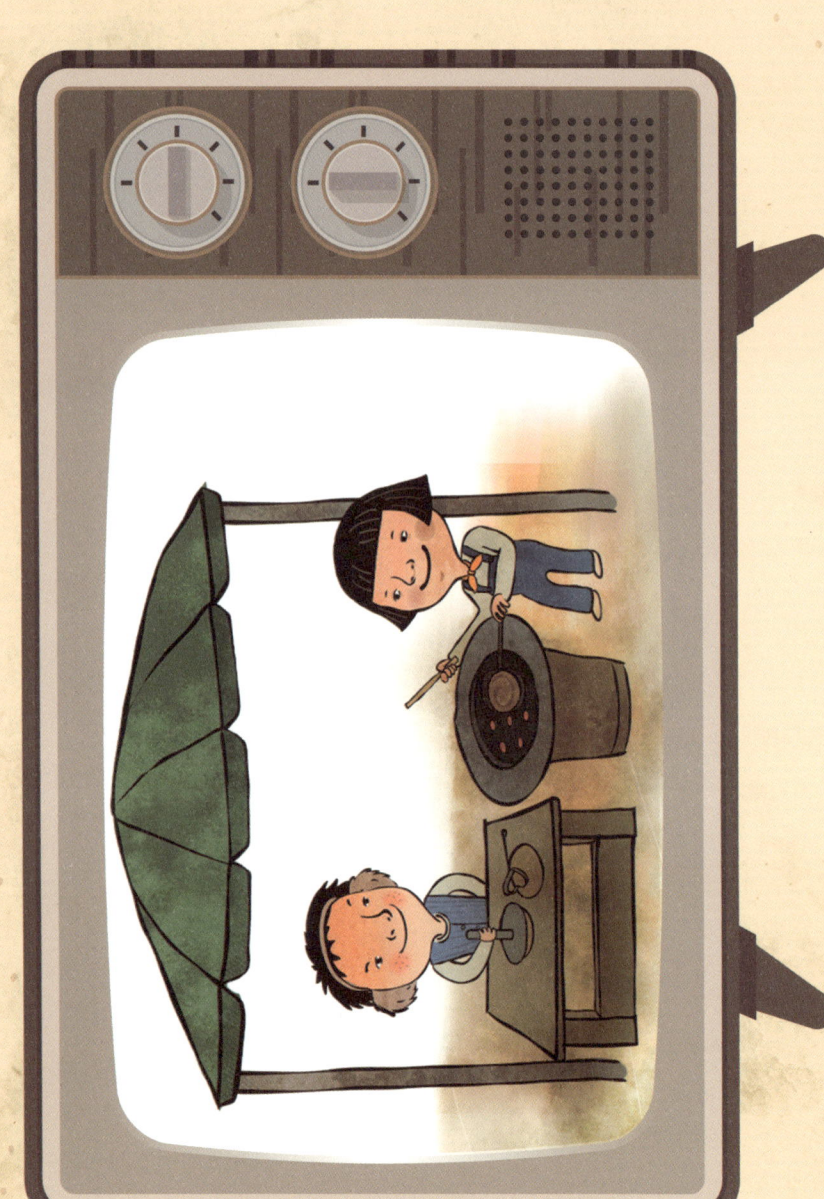
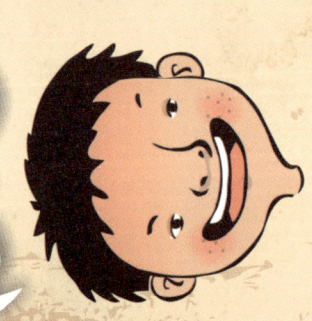
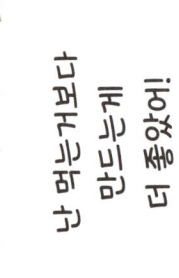

자유롭게 그림을 색칠해보세요.
색칠 후 그어진 선을 따라 잘라보세요.
뒷 페이지 퍼즐판에 자른 종이퍼즐을 붙여 완성해보세요.

절취선

선을 따라 자른 그림을 퍼즐판에 보이는 알맞은 모양에 붙여 종이퍼즐을 완성해보세요.

점선

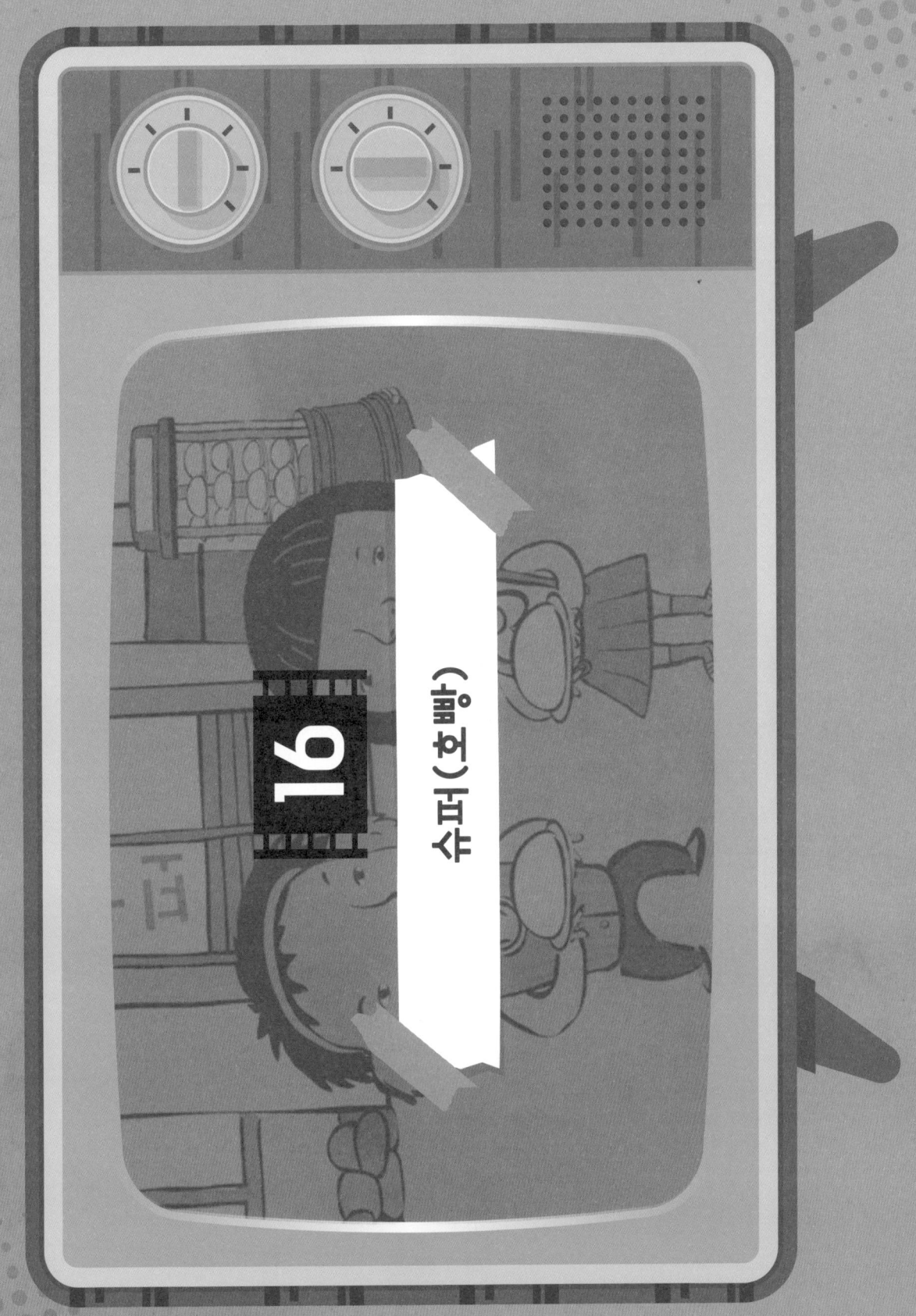

16 슈퍼(호빵)

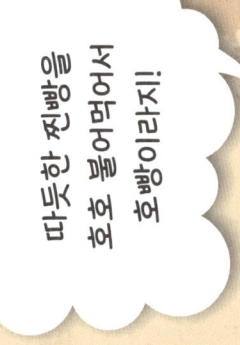
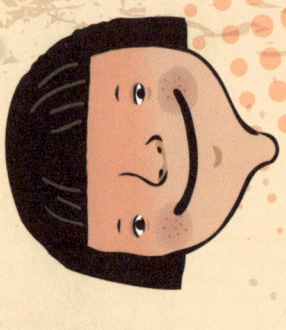
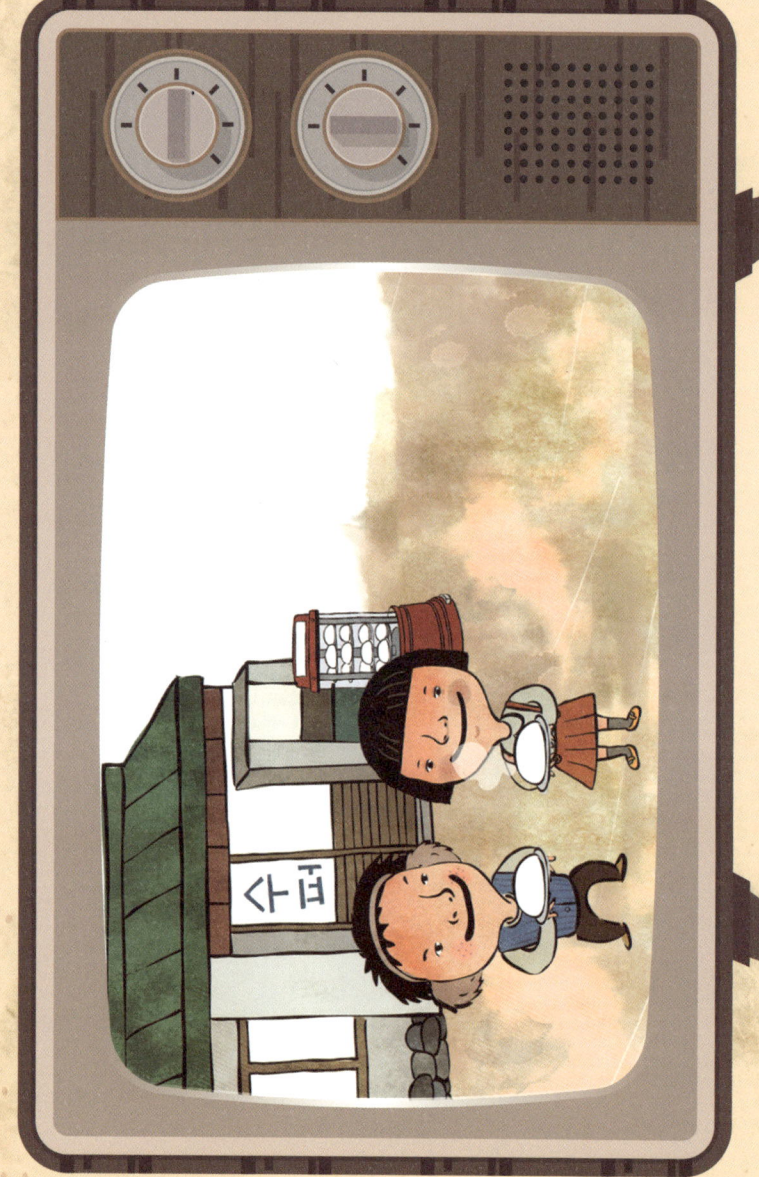
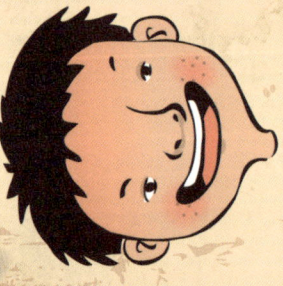

자유롭게 그림을 색칠해보세요.
색칠 후 그어진 선을 따라 잘라보세요.
뒷 페이지 퍼즐판에 자른 종이퍼즐을 붙여 완성해보세요.

절취선

선을 따라 자른 그림을 퍼즐판에 보이는 알맞은 모양에 붙여 종이퍼즐을 완성해보세요.

✂ 절취선

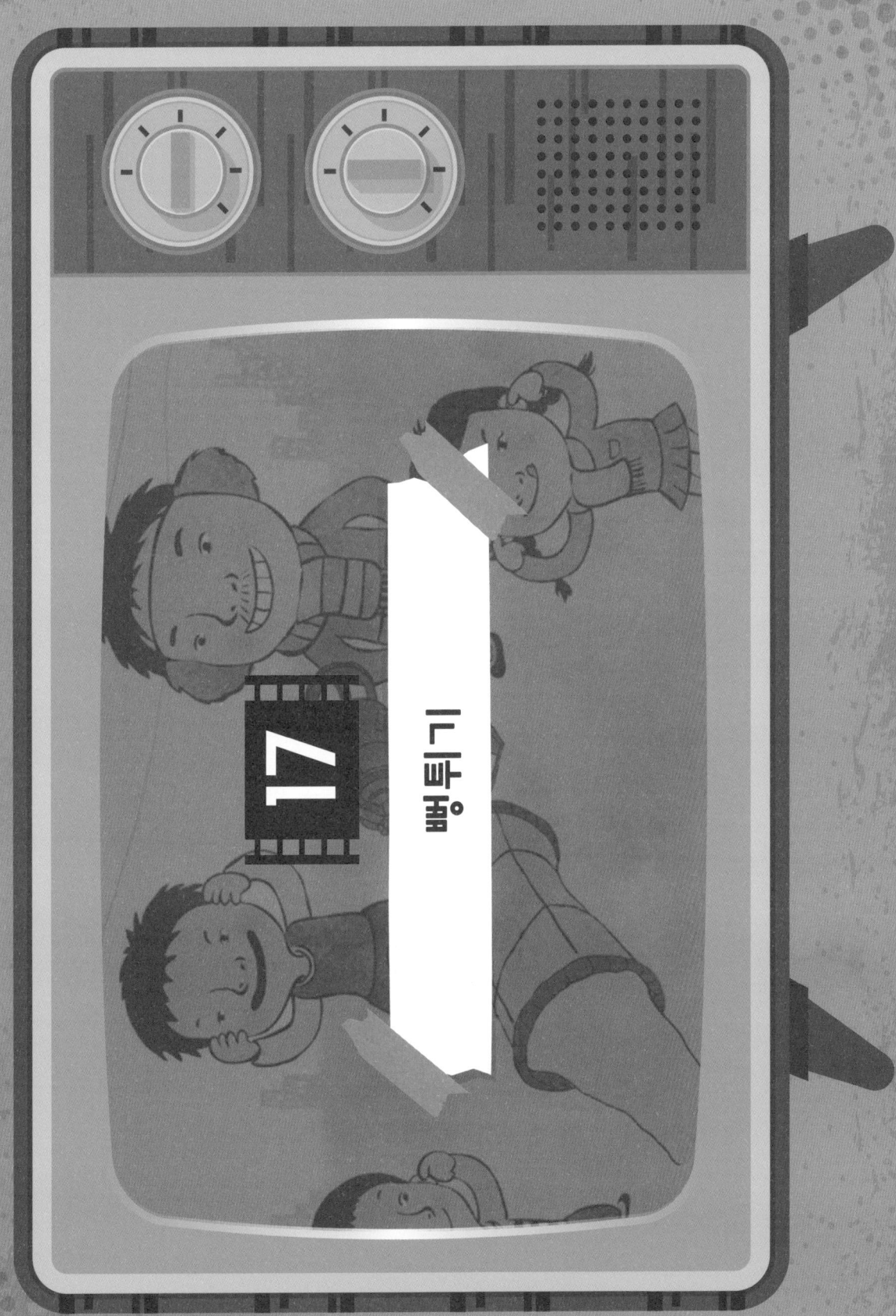

17 빼투기

17 뻥튀기

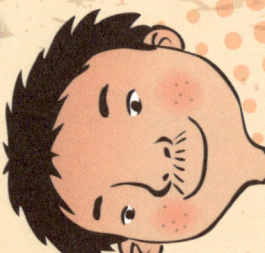
아이들이 마중나와있었지
내가 오는 날이면

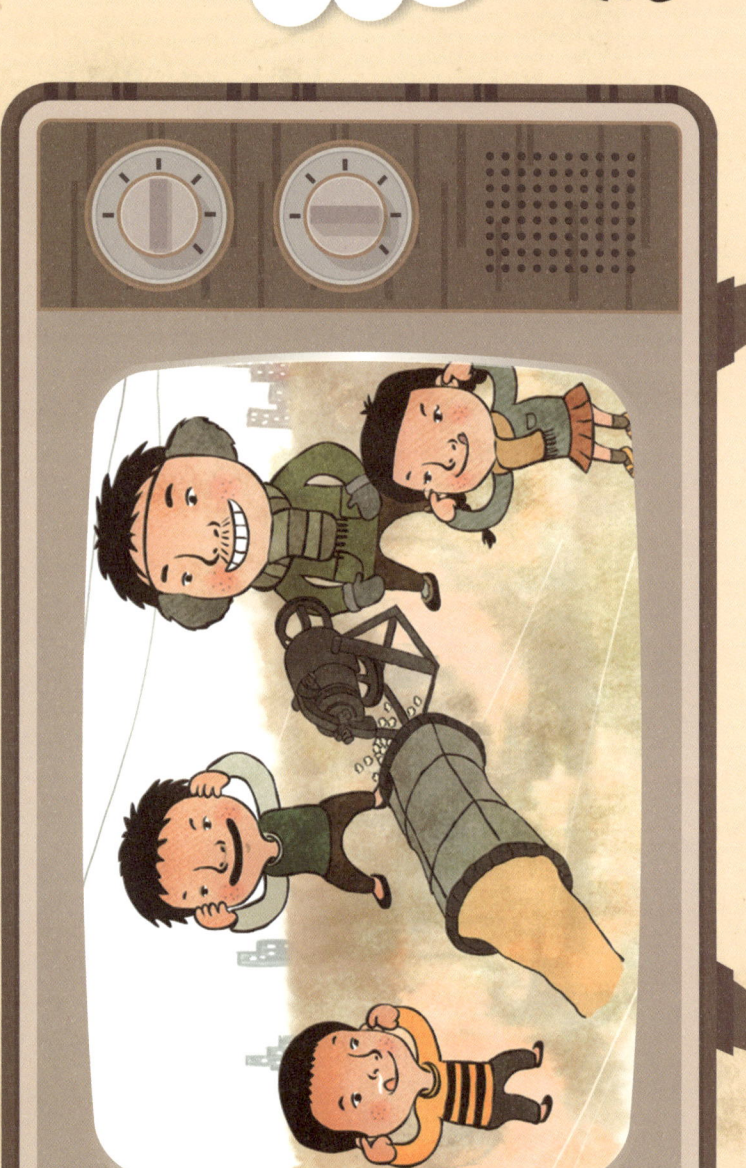

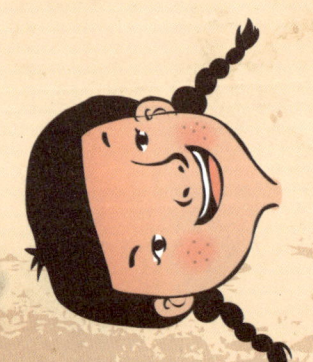
동네 꼬마들은 뻥 소리가 나서 달려왔어요!

자유롭게 그림을 색칠해보세요.
색칠 후 그어진 선을 따라 잘라보세요.
뒷 페이지 퍼즐판에 자른 종이퍼즐을 붙여 완성해보세요.

절취선

선을 따라 자른 그림을 퍼즐판에 보이는 알맞은 모양에 붙여 종이퍼즐을 완성해보세요.

✂ 절취선

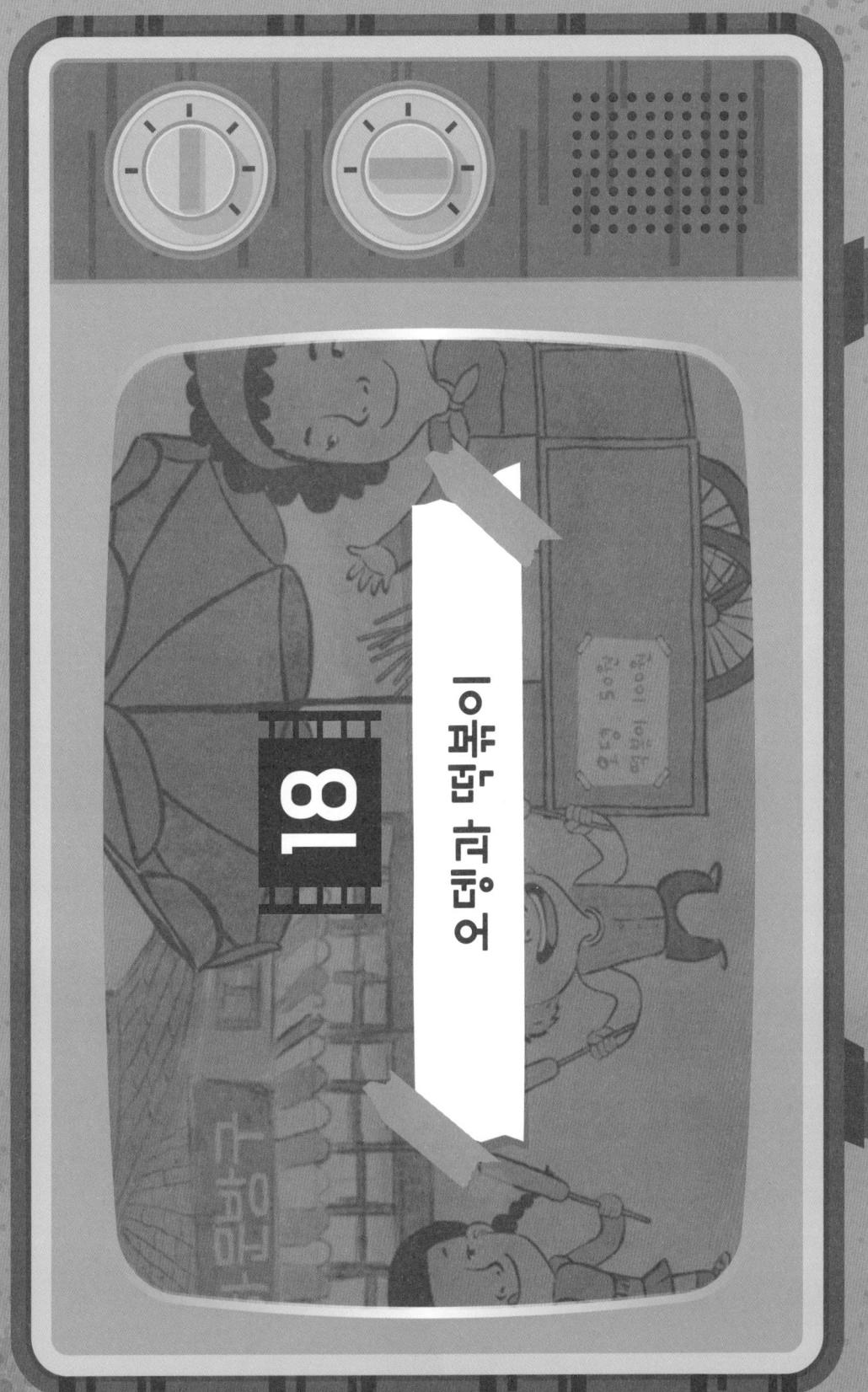

18 영화관 구경하기

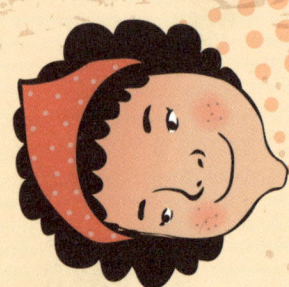

겨울에는 오뎅과 국물이 인기가 좋았지!

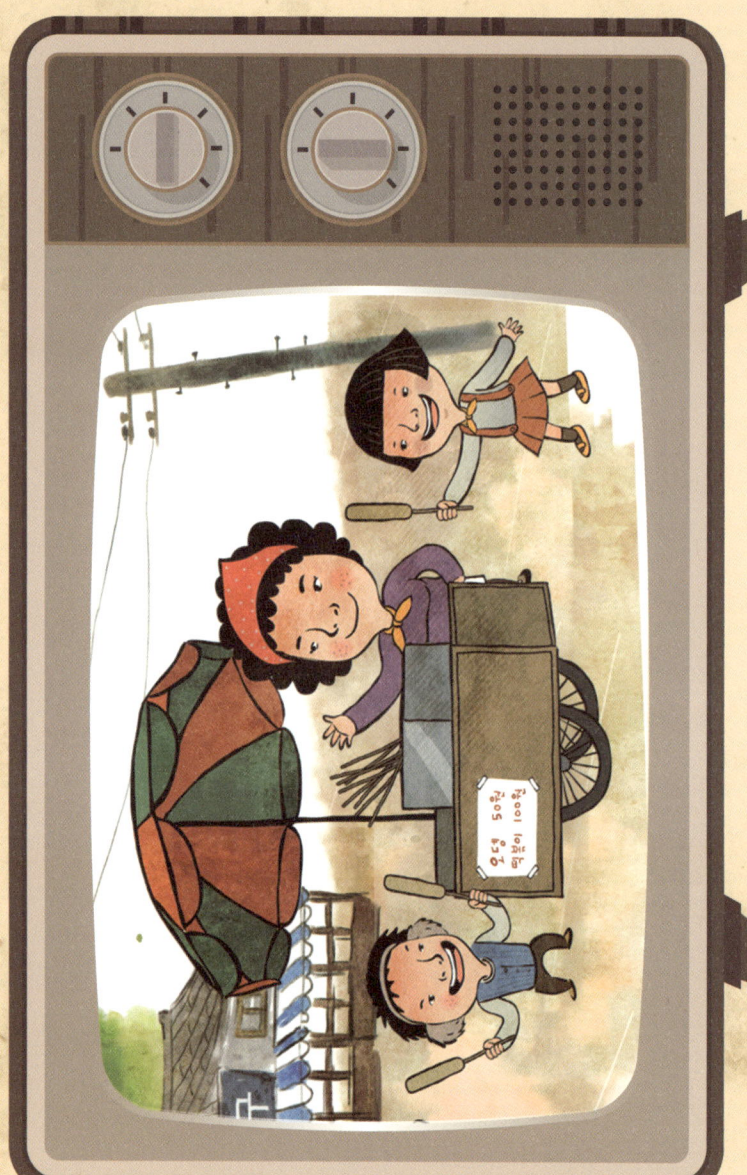

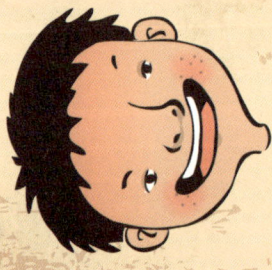

떡볶이도 맛있었지만 튀김이 특히 너한테 조금 매웠어!

자유롭게 그림을 색칠해보세요.
색칠 후 그어진 선을 따라 잘라보세요.
뒷 페이지 퍼즐판에 자른 종이퍼즐을 붙여 완성해보세요.

절취선

절취선

선을 따라 자른 그림을 퍼즐판에 보이는 알맞은 모양에 붙여 종이퍼즐을 완성해보세요.

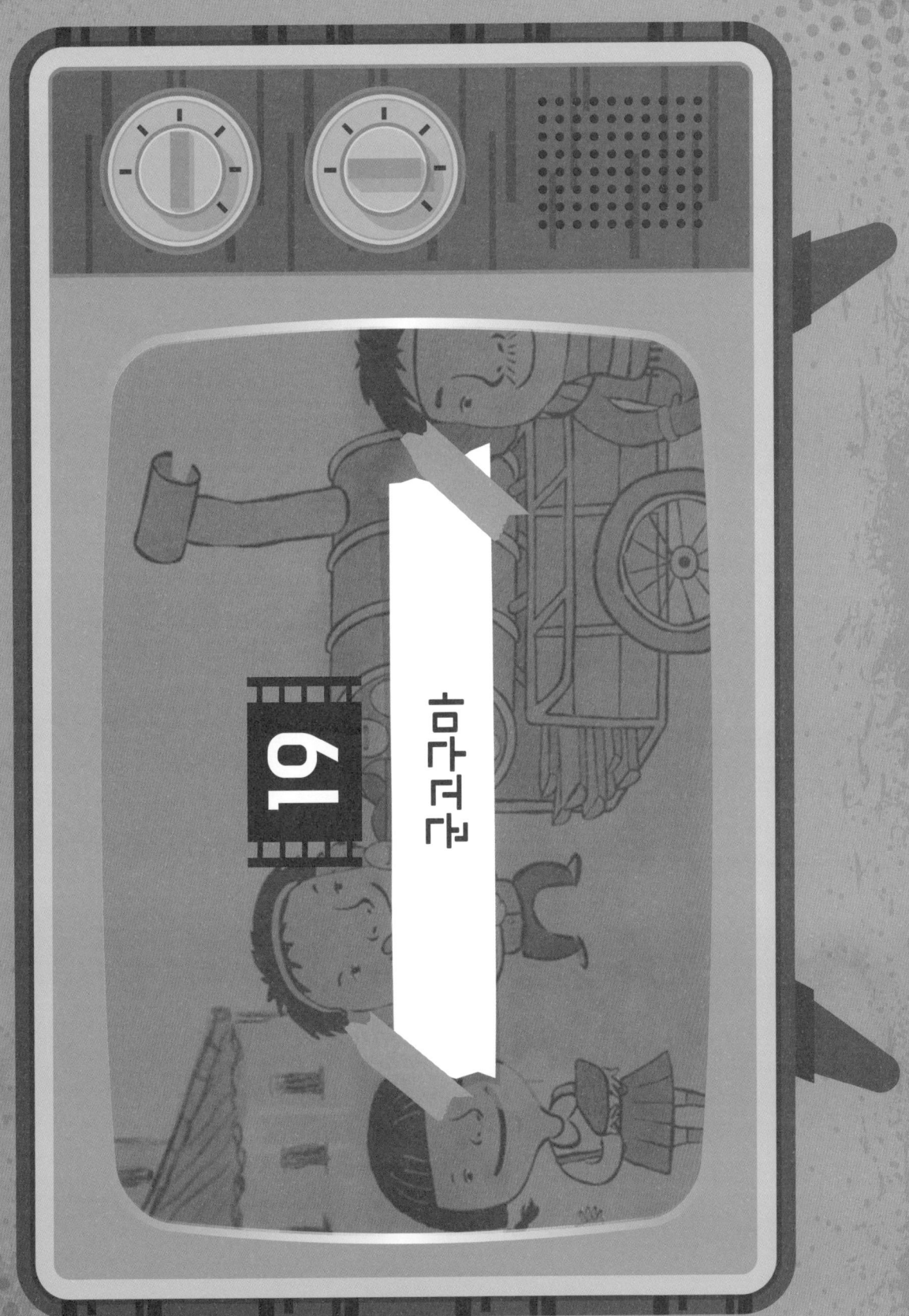

19 환단고기

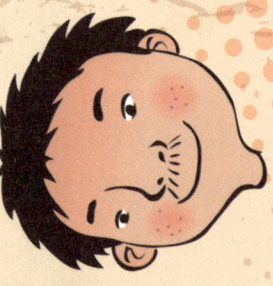
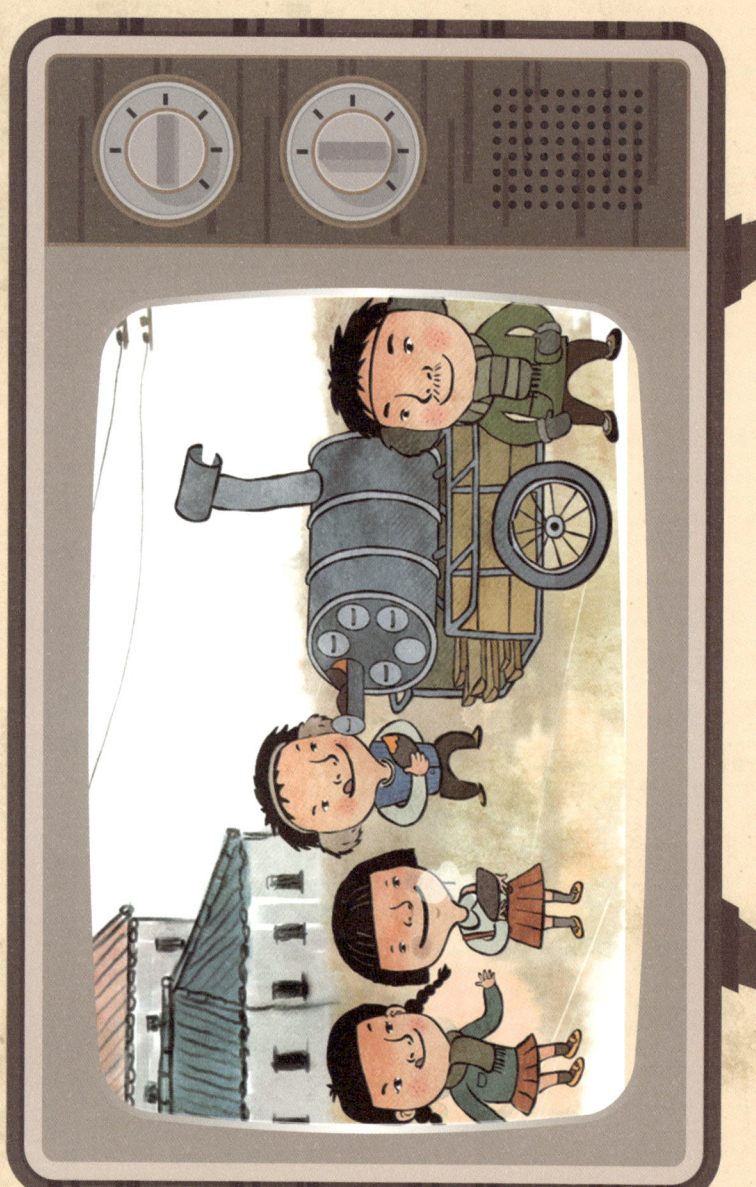
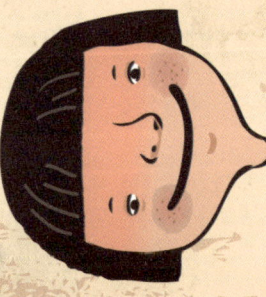

자유롭게 그림을 색칠해보세요.
색칠한 후 그어진 선을 따라 잘라보세요.
뒷 페이지 퍼즐판에 자른 종이퍼즐을 붙여 완성해보세요.

절취선

선을 따라 자른 그림을 퍼즐판에 보이는 알맞은 모양에 붙여 종이퍼즐을 완성해보세요.

절취선

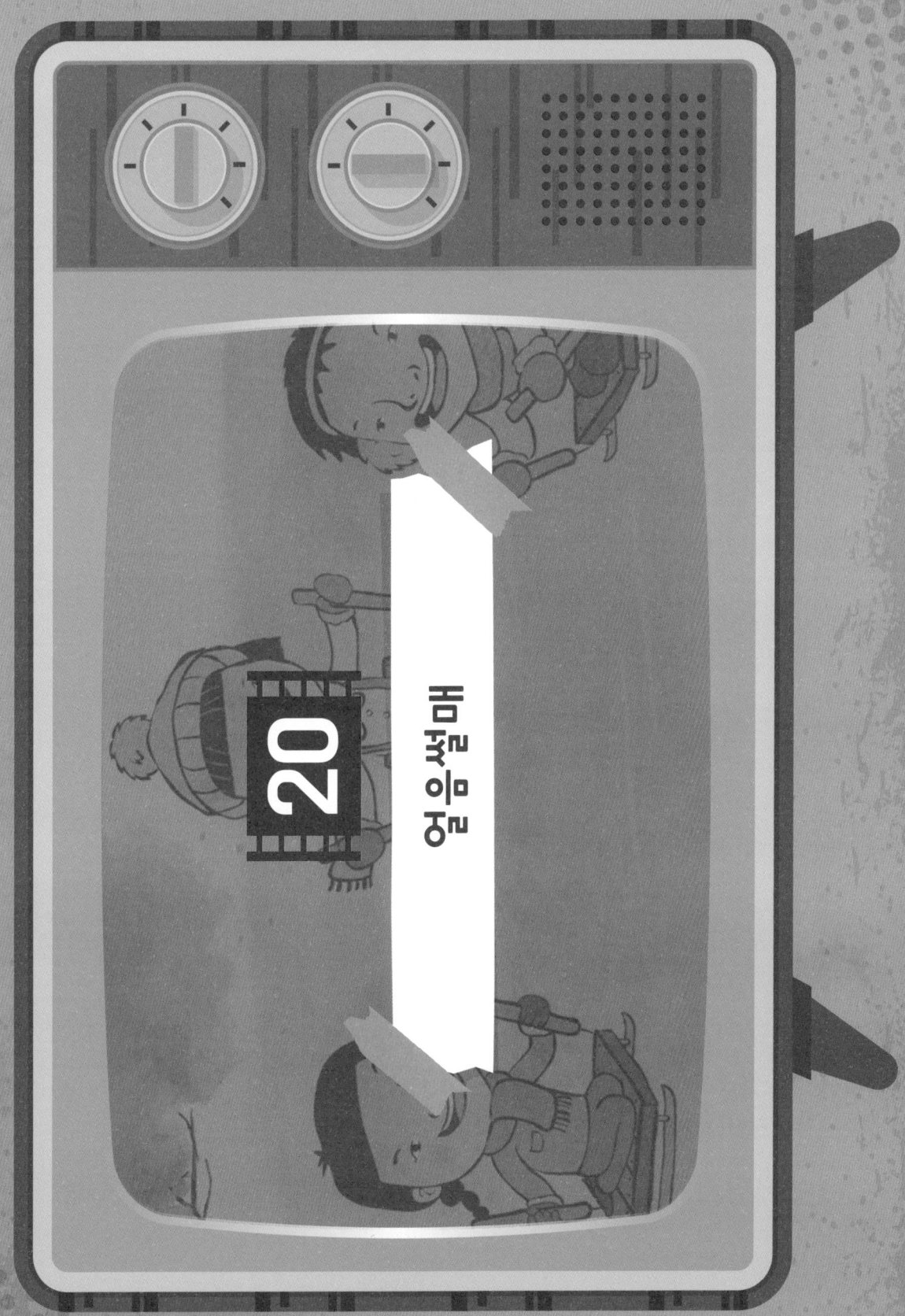

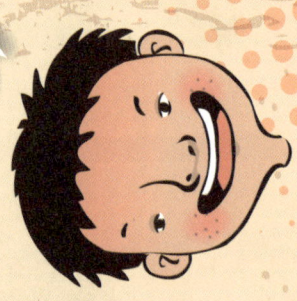
어, 할아버지도
춤추셨음 더
재밌었겠다!

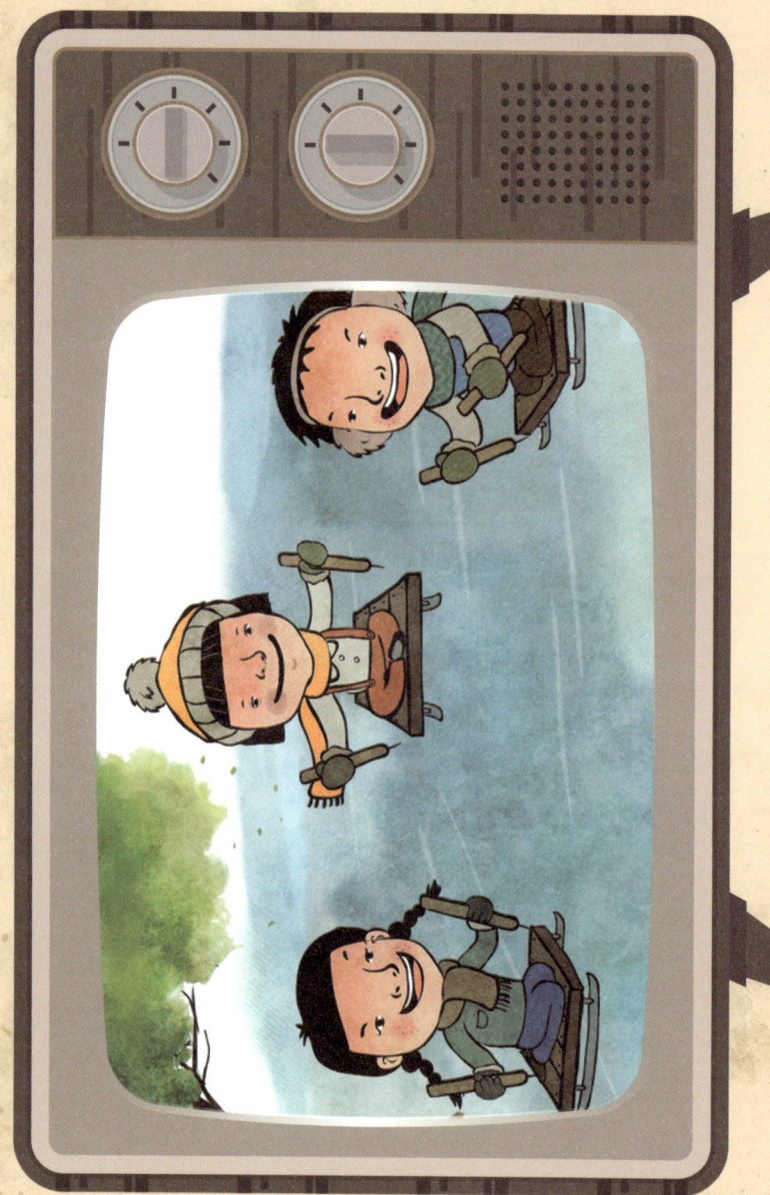

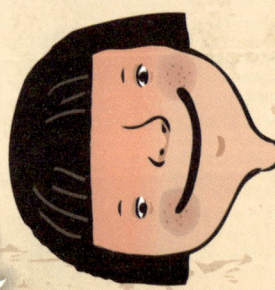
그래, 아빠도
춤추다가 놀란
줄넘기를 했어!

자유롭게 그림을 색칠해보세요.
색칠 후 그어진 선을 따라 잘라보세요.
뒷 페이지 퍼즐판에 자른 종이퍼즐을 붙여 완성해보세요.

절취선

선을 따라 자른 그림을 퍼즐판에 보이는 알맞은 모양에 붙여 종이퍼즐을 완성해보세요.

절취선